LA COLECCIÓN DEFINITIVA PARA PERDER PESO

DESCUBRE CÓMO PERDER PESO, QUEMAR GRASA
Y RECUPERAR TU SALUD - ¡LA MANERA FÁCIL!
(INCLUYE ATKINS, DIETA CETOGÉNICA, Y LA GUÍA
DE UNA DIETA CON UN AYUNO INTERMITENTE)

JULIÁN MANCEBO

información contenida en este documento, incluidos, entre otros, - errores, omisiones o inexactitudes.

ÍNDICE

AYUNO INTERMITENTE AVANZADO - EDICIÓN 2020:

LA GUÍA DE LA DIETA ATKINS - ACTUALIZADA PARA EL 2020

COMER BIEN, RECUPERAR TU SALUD & BAJAR DE PESO - DESCUBRE LOS SECRETOS DE UNA DIETA BAJA EN CARBOHIDRATOS, Y TRANSFORMA TU CUERPO

INTRODUCCIÓN

La dieta Atkins es un programa alimenticio que se caracteriza por ser bajo en carbohidratos y se recomienda para poder perder peso, especialmente en personas con cuadros de obesidad y sobrepeso.

Quienes defienden esta dieta afirman que se puede perder peso comiendo grasas y proteínas pero eliminando alimentos con alto contenido de carbohidratos.

Se han hecho amplios estudios al respecto, en los últimos diez años se han hecho más de veinte estudios donde se demuestra que las dietas bajas en carbohidratos son efectivas para poder bajar de peso. Todo esto puede dejar como resultado que se tengan mejoras en la salud.

Esta es una dieta que fue originalmente promovida por el médico Robert C. Atkins, quien escribió en su momento un libro que se convirtió en un best-seller y que fue muy aceptado; como también por un tiempo esta dieta causó controversia en la comunidad científica, todo hasta que confirmaron que la dieta realmente era muy efectiva.

Al inicio, la dieta fue considerada nociva por el alto contenido de grasas, pero con nuevos estudios que se han hecho se ha visto que la grasa saturada es inofensiva y desde entonces esta dieta se ha estudiado en detalle y se ha demostrado en muchos estudios que la misma lleva a perder peso, más que con las dietas bajas en grasas; la dieta Atkins ayuda a que se mejore el azúcar en sangre y a que el colesterol malo se reduzca, también los valores de los triglicéridos y otros marcadores muestran mejores números.

La razón de esto es que las dietas bajas en carbohidratos son efectivas debido a que reducen la ingesta de carbohidratos y se consumen más proteínas. Se reduce el hambre y se come menos, sin tener que pararse a pensar en que se está comiendo menos.

En este trabajo te vamos a contar todo sobre la dieta

Atkins, lo que debes tener en cuenta y lo que debes prevenir, recetas, efectos en el cuerpo y las cuatro fases en detalle. Si estás pensando en comenzar esta dieta, aquí sabrás todo lo que necesitas de ella.

1

ASPECTOS BÁSICOS

¿QUÉ ES LA DIETA ATKINS?

La dieta Atkins es una dieta muy popular que tiene bajo contenido de carbohidratos, fue creada en los setenta por el cardiólogo Robert C. Atkins. La dieta controla la cantidad de hidratos de carbono que se consumen y se enfoca en alimentos con proteínas y grasas.

La dieta Atkins tiene varias fases para bajar de peso y mantenerse, comienza con un plan de alimentación con bajo consumo de hidratos de carbono, la dieta Atkins formalmente llamada el enfoque nutricional de Atkins, ha sido ampliamente desarrollada en trabajos y tiene como elemento positivo la tendencia con poco contenido de carbohidratos.

La finalidad que tiene la dieta Atkins es el de cambiar los hábitos alimenticios para ayudar a que se pierda peso y además de eso mantenerlo. La dieta Atkins no solo es para que se haga por un tiempito hasta lograr el peso ideal, la meta es que se tome como un hábito para el resto de la vida, ya sea que se quiera perder peso, aumentar la energía o mejorar problemas de salud como la presión arterial alta o el síndrome metabólico.

BREVE RESEÑA HISTÓRICA Y EVOLUCIÓN

Corría el año 1972 cuando el doctor Robert C. Atkins dio a conocer esta dieta que se caracterizaba por comer todo tipo de grasas y proteínas pero suprimiendo los hidratos de carbono.

Este no imaginó que se desataría una lucha encarnizada en su contra, donde expertos en nutrición atacarían la dieta y otros la defenderían. Se dio una investigación profunda para ver qué era lo que escondía esta dieta. La razón de hacerla fue sencilla, la dieta desafiaba la primera ley de la termodinámica y para colmo en ella parecía estar un asesino en potencia que mataría a todos los que la hicieran.

Por su parte el doctor Atkins aseguraba que se bajaba de peso aunque no podía demostrar el origen del mecanismo biológico que hacía que todo lo que se ingería no se convirtiera en grasas adiposas que engordaran el organismo.

También estaba demostrado que muchas enfermedades cardiovasculares se relacionaban con la obstrucción de las arterias que se tapaban por las grasas, esto le llevó a pensar que la dieta era una herejía científica, porque las grasas y proteínas consumidas de esa manera solo traerían problemas a la salud y era el epitafio para quienes la hicieran.

Entonces no había muchas pruebas científicas que la avalaran especialmente porque el Dr. Atkins no era un especialista en dietética y estaba fuera de su especialidad que era la de cardiólogo. La Asociación Médica Americana publicó un informe crítico que advertía que era una dieta sumamente peligrosa.

Tras observar por más de treinta años la dieta, los expertos se asombraban al ver que no solo no se daban casos malignos, sino que las personas bajaban de peso más que con otras dietas.

Preocupados por la dieta Atkins, una nueva generación de expertos quisieron analizar mejor este sistema e investigaron en profundidad las razones de esto.

Gary Foster de la Universidad de Pensilvania y Eric Wesman de la Universidad de Duke de Estados Unidos, ambos doctores, fueron quienes se dedicaron en verdad a investigar esta dieta, reclutaron a 120 personas pero la mitad de ellas siguió una dieta baja en calorías y la otra la controversial dieta Atkins.

Seis meses después llegó la sorpresa, los que llevaron la dieta Atkins perdieron el doble de peso que los demás. Entonces tocó dedicarse a hacer una tarea de investigar los daños cardiovasculares a los que se había expuesto el grupo formado por quienes hicieron la dieta Atkins y vieron que el colesterol había bajado.

Quedaba todavía algo por explicar, qué pasaba con las calorías, qué reacciones químicas se producían en la digestión para que este combustible se desechara.

Mary Vernon, del Consejo Médico de la Dieta Atkins, creía que tenía respuesta a esto, esta decía que estaba en la forma en cómo el organismo descompone los alimentos. Según Vernon los carbohidratos se componen en energía de manera simple, por el contrario las grasas y las proteínas necesitan pasar por un mecanismo complejo, el glicerol se transforma en otras sustancias que hacen trabajar más el cuerpo, llegaba a la conclusión de que se lograría perder más peso, sin hacer ejercicio, siempre que se comieran los alimentos adecuados.

El efecto secundario que tenía la dieta era que al no ingerir carbohidratos el cuerpo echaba mano de las reservas de glucosa en el organismo, se comía a si mismo lo que hacía que se quemaran más grasas, esto causaba mal aliento que es el cuerpo en cetosis y excreción de cetonas en la orina. Se eliminaba la energía que se ingería.

PRINCIPIOS BÁSICOS

Cuando se trata de reducir el máximo consumo de hidratos de carbono, la dieta propone que se consuman muchas cantidades de proteínas y grasas también.

Las grasas son vitales en esta dieta, ya que reduce los carbohidratos y el cuerpo entra en eso que llama cetosis, donde para poder llegar a tener energía se llena desde los depósitos de grasa.

Esto quiere decir que esta dieta tiene permitido el consumo de alimentos como carnes rojas, embutidos, mariscos, quesos, huevos, crema de leche mantequilla, yogur entero y aceites.

No se deben eliminar los carbohidratos ya que estos alimentos brindan al cuerpo otros beneficios por ejemplo la ausencia de fibra que a lo mejor provocará estreñimiento.

No consumir frutas, cereales o verduras privará al organismo de recibir antioxidantes, minerales y vitaminas que son clave para prevenir enfermedades.

2

¿EN QUÉ SE BASA LA DIETA ATKINS?

*M*ás de 100 estudios realizados a lo largo del tiempo acerca de este tipo de dieta demuestran lo que es de conocimiento común: si se sigue una dieta saludable y baja en hidratos de carbono, se evita que se suba y baje de peso constantemente.

Reducir los carbohidratos permite que se quemen grasas y no las almacena, o sea como el cuerpo no tiene carbohidratos apela a las grasas y comienza a quemarlas como combustible. Usa esta leña para calentarse cuando la calefacción falla.

Según estudios esta dieta aplica a personas que tienen problemas motores o no se pueden mover, con la dieta Atkins se controla la alimentación incluso con sonda, porque bajan de peso solo controlando la ingesta de carbohidratos.

En otros estudios se hizo seguimiento a niños que fueron tratados con la dieta Atkins modificada, uno de los estudios se le hizo a niños del hospital Jhons Hopkins en el 2002, 54 de ellos siguieron la dieta por seis meses. También hubo niños que fueron seguidos alrededor de un par de años y la mejoría fue buena tanto a corto como a largo plazo.

Otro estudio que se hizo fue uno sobre la dieta baja en carbohidratos para poder controlar la glucosa en la sangre y la resistencia a la insulina en pacientes con diabetes tipo 2. En este estudio es donde los participantes fueron pacientes con esta afección.

Por un par de semanas se dio paso a una reducción en la ingesta de energía a nivel apropiado para la altura, los resultados fue que perdieron peso gracias a la reducción calórica y los niveles de glucosa mejoraron mucho así como la sensibilidad a la insulina.

CONSUMIR CARBOHIDRATOS SIN CONTROL ES PELIGROSO

Una de las grandes bondades de esta dieta es que se puede llegar a convertir en una gran aliada a la hora de perder el peso y dejar esa adicción a los carbohidratos.

Se ha comprobado que el azúcar y los hidratos de carbono son capaces de afectar al sistema nervioso que lleva a producir una conducta compulsiva de consumo, algo como lo que pasa con el alcohol y las drogas.

Es más, se ha comprobado estadísticamente que el consumo desmedido y descontrolado de los hidratos de carbono ha acabado con más personas que los accidentes de tránsito.

Hay que recordar que los índices mundiales de infartos al miocardio y los ACV ocurren en personas del primer mundo, también hay que recordar que esto sucede muchas veces por el sobrepeso que produce arterias tapadas y personas que son adictas a los carbohidratos.

En este sentido hay que aclarar que esto es una adicción, y la adicción es una conducta compulsiva, en el caso de los carbohidratos que se produce el consumo incontrolado de azucares dulces, harinas y todo este tipo de comidas que afectan la salud.

El proceso de adicción se divide en una primera etapa, que se denomina atracón en la cual se comen grandes cantidades de carbohidratos lo cual lleva al sistema nervioso a producir dopamina, una hormona del placer que es determinante en las adicciones.

Luego le sigue el escalamiento que consiste en que la persona sentirá el deseo de comer cada vez más cantidades de hidratos de carbono y constantemente, haciendo que el cerebro genere opioides que generarán un repunte en la adicción.

Al final como en otras adicciones se tiene la fase de codependencia que es cuando aparece el síndrome de abstinencia. Pero la adicción a esto tiene diversos desencadenantes unos que son genéticos y otros ambientales, dentro de esto está la publicidad expuesta intensamente, por todos los medios donde se invita a comer chatarra y alimentos ricos en hidratos de carbono y grasan trans.

Aquí es donde aparece una de las bondades de la dieta Atkins, esta consiste en reducir el consumo de hidratos de carbono pero de manera controlada, y es posible que en un principio se desencadene un síndrome de abstinencia en las personas adictas a los carbohidratos.

Esto es un estado pasajero pero cuando se convierte

en cetosis el cerebro de forma natural anula la producción de hormonas como la noradrenalina, y se quita ese deseo de los carbohidratos.

Dicho en otras palabras, el organismo en cetosis, no requiere de los carbohidratos para generar energía, hay que recordar que obtendrá la energía de las grasas.

Como ya se dijo antes, la dieta Atkins lo que propicia es un buen estilo de vida, es decir, una alimentación que incida en una óptima salud. En este sentido sabemos que una buena salud no es algo tan simple como la falta de enfermedad.

La oportunidad se presta para citar la definición de salud aprobada por la organización mundial de la salud en 1984, la cual sigue vigente y dice así "se define como salud, un estado de completo bienestar físico, mental y social, y no solamente la ausencia de afecciones o enfermedades" en 1992 se añade lo siguiente "y en armonía con el medio ambiente".

Es por esto que para tener una buena salud, según este artículo de la constitución de la OMS, se debe empezar por contar con un peso ideal de acuerdo a la edad y la altura que se tenga. No se trata entonces de comer menos, se trata de comer saludable. No es lo mismo comer lo que da la abuela cuando se visita, que lo que se come un atleta de alta competencia.

La dieta Atkins cuenta con este beneficio, no limita ni regula la cantidad de comida que puede comerse una persona, ya que eso dependerá de la edad, el tamaño y la actividad física que esa persona realice, la dieta Atkins ayuda a mejorar la alimentación cuando comienza a reducir el consumo de carbohidratos, para evitar que se acumulen las grasas de reserva que no son útiles y se alojan en cadera y cintura.

No se puede olvidar que cada persona es distinta y que el peso se calcula de acuerdo a la edad que tenga, el sexo y la altura, de hecho esta es una información vital cuando se pone en marcha la pérdida de peso. Es muy importante a la hora de proponernos reducir tallas, recordemos que la publicidad y la industria de la moda han creado falsos estereotipos de belleza que en ocasiones, sobre todo en los adolescentes, han propiciado conductas que van en contra de la buena salud, como comer muy poco o casi no comer para bajar de peso innecesariamente. La dieta Atkins no te propone que comas menos, solo que comas mejor.

LA IMPORTANCIA DE LAS PROTEÍNAS

Las proteínas son estructuras que se constituyen por aminoácidos, estos son importantísimos para el organismo, porque se encargan de nutrir a los huesos y los músculos, además, las proteínas componen la estructura del organismo, y llevan las sustancias a todas las células del mismo. Si se quiere ver un buen ejemplo de proteínas una de ellas es la hemoglobina, esta es una proteína que lleva el oxígeno a todas las células, es una proteína endógena, ya que es producida por el mismo organismo.

En lo que tiene que ver con la dieta Atkins, se refiere a esas proteínas que no genera el cuerpo, sino que se logran a través de los alimentos, en paralelo con las grasas, juntos son elementales para la adquisición de energía, es decir, en el organismo adaptado a obtener directamente de ellas el combustible necesario para construir músculos y demás tejidos. En la dieta Atkins, tanto las proteínas como las grasas son sumamente vitales, ya se irá viendo por qué.

No hay duda de eso: la dieta Atkins adelgaza, pero hay que hacerse una pregunta: ¿Es para todas las personas? ¿Tiene alguna contraindicación?

Es importante reflejar que la dieta Atkins no es para

todo el mundo, por ejemplo, no se recomienda ni este ni ningún otro régimen alimenticio, en las embarazadas, al menos, que ya la embarazada tenga este modo de alimentarse desde mucho antes de quedar encinta. Igualmente en estos casos debería consultar con su médico antes de hacer cualquier alteración en sus comidas.

El sistema Atkins no se recomienda en personas con problemas renales ni con ninguna condición o enfermedad sistémica, a menos que la haga acompañada por supervisión médica especializada.

Hay algo que tiene gran importancia: hay que seguir la dieta de manera responsable y recordando que no se trata de suprimir las frutas y las verduras, ya que una dieta donde solo se consuman proteínas puede llegar a producir una acidificación del organismo, lo que afectaría seriamente a los riñones, es por eso que la gente no combina la dieta keto con el ayuno intermitente. Así que la recomendación es que se consulte a un especialista antes de empezar con este tipo de dietas para que confirme que el cuerpo está capacitado para hacerla.

3

LAS 4 FASES DE LA DIETA ATKINS

*L*a dieta Atkins se divide en cuatro etapas vamos a verlas en detalle:

FASE 1: INDUCCIÓN

En esta primera fase es donde se comienza a restringir al máximo el consumo de los carbohidratos, se pueden consumir solo 20 gramos al día, de resto solo se pueden consumir proteínas y vegetales verdes en pequeñas porciones, también hay que tomar mucha agua y sin saltarse comidas, no se pueden pasar seis horas sin comer.

En esta primera fase se pueden consumir suplementos alimenticios y tomar omega 6 para que el cuerpo no deje de recibir lo que es vital para él. Esta fase dura más o menos una semana y no es para todos. Si solo se quiere perder un poco de peso se puede saltar esta fase e ir a la fase dos. Pero si se quieren perder más de diez kilos lo mejor es iniciar por aquí.

También se recomienda en el caso de que se haya hecho la dieta antes y se haya abandonado causando efecto rebote.

FASE 2: ESTABILIZACIÓN

Esta segunda fase es la de la pérdida de peso o esta-bilización, en esta parte ya el cuerpo debería estar en cetosis y se comenzará a perder peso rápidamente, aquí se pueden agregar nueces y verduras con almidón.

Esta segunda fase dura un poco más, se puede hacer por 9 semanas. En esta fase, al igual que en todas, no se pueden saltar las comidas y se tiene que aprender a distinguir entre el hambre y un antojo, en esos momentos de ansiedad se puede tomar un vaso de agua, y si a la hora de la comida no hay hambre, hay que comer igual, se come una porción pequeña de carbohidrato sano como una fruta.

FASE 3: REAJUSTE

Esta es la fase 3, ya el cuerpo perderá peso con más lentitud al menos más lento que la fase dos; aquí se pueden ir agregando carbohidratos, hasta encontrar el punto en que se consuman sin aumentar el peso, esta fase dura todas las semanas que se requieran.

FASE 4: MANTENIMIENTO

Esta es la fase cuatro, la que durará para toda la vida, cuando se ha hallado el punto en el que se puede comer carbohidratos sin ganar peso, se queda allí para siempre.

No es una fase como tal, sino que es más bien la estación donde se baja, el estilo de vida que se debe asumir si se quiere aprovechar lo logrado en este proceso de dieta. Ya se tiene el cuerpo libre de grasa acumulada, lleno de mucha vitalidad y salud.

Ya se ve que en lo que respecta a la dieta Atkins todo va a depender de cada persona, porque en ella interviene la percepción y la conciencia de quien la ha asumido, cada persona determinará la cantidad de hidrato de carbono que puede consumir sin que esto llegue a afectar el peso actual, se trata entonces de un estilo de vida donde la alimentación se cuida al extremo.

Buscar la fase para cada uno

FASE UNO

Esta no es para todo el mundo. Veamos la razón, si no se tiene mucho sobrepeso o si se es vegetariano se puede empezar con la Fase 2. La dieta Atkins tiene la capacidad de adaptarse a la persona y no la persona adaptarse a ella.

Un ejemplo, si corresponde perder mucho peso, superior a los 9 kilos, hay que comenzar con la fase 1, si no se es asiduo al ejercicio, también, si se tiene un metabolismo lento o si se ha fracasado en otras dietas, corresponde la fase uno.

Lo que no tiene duda es que las comidas deben ser seis al día en porciones pequeñas. Sin saltarlas, platos donde las proteínas reinen.

En la fase uno solo 20 gramos de hidratos de carbono al día.

FASE DOS

En esta etapa cada uno irá distinguiendo el hambre y sabrá cuándo es ansiedad y deseo de comer por comer.

Además, se va a ir cambiando la cantidad de comida que se come, porque a medida en que se sigue la dieta Atkins, el apetito irá siendo cada vez menos.

Eso sí, cuando se tenga hambre de verdad se come, no hay que pasar hambre, solo no hay que atiborrarse de comida, si no se tiene la seguridad de si es hambre o no, lo mejor es esperar, tomar agua y mirarse a ver.

Si no hay mucha hambre a la hora de comer, no hay que saltarse la comida porque eso rompería el esquema de la dieta, más bien se puede comer una porción aunque sea pequeña de carbohidrato y esperar a que el hambre llegue.

FASE TRES

Aquí las cosas avanzan, ya se habrá reducido el apetito y la ansiedad, además, ya se podrán medir mejor los carbohidratos, en esta fase se ven resultados del peso que se quería alcanzar y estará el deseo por seguir. Se contará con ánimo para hacerlo, se va a seguir perdiendo peso pero con más lentitud. En estos momentos se tiene que tomar las medidas a ver cómo va evolucionando.

4

VENTAJAS Y DESVENTAJAS DE LA DIETA ATKINS

*V*amos a comenzar abordando las ventajas que tiene:

MEJORA LAS CONDICIONES DE LA DIABETES

Según algunos expertos este es un plan de alimentación que ayuda a mejorar las condiciones graves con el síndrome metabólico como la diabetes o la hipertensión, pero además ayuda a prevenir la diabetes tipo 2.

La diabetes tipo dos sucede cuando la insulina que es la hormona que se da en el páncreas después de comer, no se usa de manera eficaz por las células del cuerpo. La insulina se requiere para que las células tomen glucosa de la sangre y la conviertan en energía. Cuando las células se vuelven resistentes a la insulina se da la diabetes tipo dos.

El cuerpo comienza a producir más y más de esta hormona y los niveles de azúcar en sangre aumentan.

Si se come habitualmente alimentos que generan aumentos de la insulina esto puede ayudar a que se desarrolle la diabetes. Los alimentos que están llenos de azúcar en forma de gaseosas, caramelos, confiterías, bollos y similares son los culpables más evidentes.

El azúcar agrega otros alimentos procesados como salsas, condimentos, el pan que no es integral, entonces al final el cuerpo pasa la factura.

Los carbohidratos refinados como los que hay en el arroz causan un aumento de insulina, darle al cuerpo constantemente carbohidratos lleva a que se tenga resistencia a la insulina y cause la diabetes tipo dos.

SE PIERDE PESO RÁPIDAMENTE

Con la dieta Atkins se puede comenzar a perder peso rápidamente porque el cuerpo entra en cetosis que es cuando comienza a tomar energía de la grasa y la va quemando para funcionar cada día, dejando como resultado una rápida pérdida de peso.

Estudios que han realizado confirman que esta dieta hace que se baje más de peso que otras dietas.

ES UNA DIETA QUE CAMBIA LA VIDA

El perder peso, el recuperar la salud y además mejorar el modo en el que el cuerpo se alimenta ayuda a que se cambie el estilo de vida que se viene trayendo hasta ahora. Se puede llevar un ritmo alimenticio muy distinto al que se tiene hasta el momento, brindando la oportunidad de alimentarse mejor, tener el peso ideal y comer sano da unos beneficios para la energía, el ánimo y la salud increíbles.

DA SACIEDAD POR LAS PROTEÍNAS QUE SE INGIEREN

Se acabarán esas comidas cuantiosas donde se comía muchísimo y al rato se tenía hambre, ahora se comerá menos y se sentirá saciado. Esto también deja como resultado un sistema digestivo más saludable.

HAY MUCHOS ALIMENTOS PERMITIDOS

Aunque no se pueden comer carbohidratos al principio, si hay muchísimos alimentos que se pueden comer y que son deliciosos. Más adelante te mostraremos cuáles son y te hablaremos un poco de cada uno de ellos. Esta dieta tiene la fortuna de ofrecer alimentos ricos que da gusto comer.

NO HAY LÍMITE PARA LOS ALIMENTOS PERMITIDOS

Los alimentos permitidos se pueden ingerir con gusto sin limitarse, aunque tampoco se recomienda caer en la gula, pero sí que se puede comer gustosamente hasta sentir saciedad.

DESVENTAJAS DE LA DIETA ATKINS

Se podrían presentar estas desventajas:

- Uno de los riesgos de la dieta Atkins puede ser que se presenten dolores de cabeza, debilidad, estreñimiento, esto en la fase inicial, mientras el cuerpo se acostumbra a tomar energía de la grasa.

- Las mujeres embarazadas o lactando no deberían llevar esta dieta. Se debe consultar al médico previamente.

- Algunos expertos no son claros con los datos que respalda este tipo de dieta que pueden decir que podría ser riesgosa, claro todo depende de cada individuo y su salud previa a iniciar.

- Los expertos dicen que se necesitan 150 gramos de carbohidratos al día y la dieta Atkins puede interrumpir esa meta y la actividad metabólica normal.

Como ya se reseñó antes, la dieta Atkins no es para todo el mundo, es un método alimenticio activo, exige una autoevaluación y un diseño personal hecho para cada persona según sus condiciones.

Es por esto que la dieta Atkins es para quienes quieran realmente comprometerse consigo mismos, para quienes se dediquen a pensar en medir lo que comen sin sentirse frustrados, porque lo hecho de mala gana deja malos resultados. Entonces uno de los grandes problemas de la dieta Atkins es el cambiar el mindset, sí, porque muchos lo pueden llegar a intentar, pero muchos desisten en el intento, regresan a sus viejos hábitos de comer exceso de carbohidratos. No hay que juzgar, es difícil seguir un ritmo alimenticio que contenga más grasas y proteínas que hidratos de carbono, ya que el cerebro tiene por costumbre comer hidratos de carbono desde que es un niño.

Eso no sería tan malo, lo es cuando este ritmo de alimentación genera obesidad.

Si en la dieta Atkins no se ingieren los suplementos podría ser contraproducente porque no cubrirá los requerimientos de las personas, lo cual es debido a la restricción de carbohidratos frutas y verduras, que son los alimentos más ricos en nutrientes. Todo termina afectando en la ingesta de fibra que es menor y puede causar estreñimiento y calambres y hasta mal aliento. Aunque con el nuevo tipo de dieta Atkins se pueden comer un poco más de frutas o suplementos y ya se puede llevar la dieta sin peligro.

5

ALIMENTOS PERMITIDOS EN LA DIETA ATKINS

*V*amos a ver los alimentos permitidos por cada una de las fases:

EN LA FASE UNO:

En esta primera etapa se puede empezar con un desayuno de una tortilla con queso, queso amarillo con huevos, puede agregarse una lonja de jamón, espinacas, otro día se puede comer algo de carne mechada con brócoli o pollo al que se le puede acompañar con nata.

Como son seis comidas diarias a media mañana, se puede comer una porción de gelatina sin azúcar, algún vegetal verde con nata, o huevos hervidos.

Para el almuerzo una buena opción puede ser carne con espinaca, carne en trozos o mechada, siempre a la plancha o sancochada, nunca freírla. La proteína se puede acompañar con algo de ensalada verde como espinaca. También se le puede agregar al pollo o carne algo de tocino o aceitunas negras.

La siguiente comida es a media tarde, ahí se puede comer algo de aceitunas, unas cinco y si es posible negras ya que tienen más grasas, o un trozo de queso amarillo, también se puede comer gelatina sin azúcar, la cantidad que se desee.

Para la cena se puede comer pollo, carne o pescado, y cualquiera de estos se puede acompañar con nata, o con mayonesa y tomates, o con col.

EN LA FASE DOS:

En esta segunda fase se puede elegir como plato principal, pescado, huevos con tocino, carne o pollo, acompañados con queso mozzarella o amarillo, un poco de vegetales como tomate, aguacate, rábanos o tallo de apio, y de postre se puede agregar una fruta que podría ser frambuesas o fresas, Aquí ya se puede tomar un té, que podría ser verde y por supuesto sin azúcar.

A media mañana se puede comer melón picado con patilla y siete nueces.

A la hora de almorzar, ya se pueden comer verduras con almidón como la batata, se pueden acompañar las verduras con ensalada por ejemplo de tomate y algo de lechuga fresca con mayonesa.

También se puede elegir pollo, carne o pescado, cualquiera de estos que tengan la compañía de setas o champiñones, coliflor, calabaza o aguacate.

Para la merienda de media tarde una buena comida puede ser una rebanada de queso amarillo o media taza de almendras, también se pueden comer fresas cubiertas con nata.

A la hora de cenar se puede elegir sopa de calabaza y de proteína un poco de carne, se puede comer una hamburguesa hecha en casa, con solo carne y berenjena.

EN LA FASE TRES:

Vamos por esta etapa ya, aquí la alimentación es un poco distinta, para el desayuno de la fase tres, se puede empezar con una tortilla o unos huevos revueltos con salchicha, también se puede comer algo de queso cottage, o queso mozzarella, a estos principales se les puede agregar batata cocida, pan integral o sandía.

A la media mañana que corresponde la otra comida, sin olvidar al cuerpo en cetosis se debe comer yogurt sin azúcar, manzana o pera también se puede ingerir media taza de nueces.

En cuanto al almuerzo se puede constituir por carne, pescado, huevos o pollo como plato principal, pero ya se pueden agregar alimentos como el arroz integral y una cucharada de frijoles, además de ensalada verde; también se puede comer coliflor más pasta de trigo integral o ensalada de remolacha con arroz integral. Esta fase es más permisiva y se integran más carbohidratos, eso sí, siendo consciente de contarlos y observarlos.

En la comida de media tarde se puede comer unas diez cerezas, junto a otra fruta como por ejemplo un kiwi, pero si no se tiene deseo de fruta entonces una rebanada de queso está bien.

Para la cena se puede comer un plato de sopa de legumbres con carne y como plato secundario, un poco de patatas asadas y en el postre una gelatina sin azúcar. También está la opción de comer pescado, pollo o carne como plato principal, y se puede acompañar de ensalada que puede ser de berros o algo de tofú o brotes de soja.

EN LA FASE CUATRO:

Para esta fase se mantiene la dieta en el punto donde se haya descubierto que comer carbohidratos no afecta el peso, pero siempre midiendo y observando desde el inicio, tal como se ha hecho desde la fase uno.

Basándose en estas fases se puede sacar conclusión de que la dieta Atkins promueve los siguientes alimentos: la ingestión de lácteos como la nata o el queso, los vegetales verdes, las proteínas, por supuesto, las grasas saludables, no fritas ni trans, y las frutas, especialmente los frutos rojos. Mientras que no se pueden consumir azucares, ni edulcorantes.

CARBOHIDRATOS QUE SON SALUDABLES

Los carbohidratos cuentan con propiedades y calidad, estos son algunos de los valores de estos alimentos, todos son bajos en calorías y sus aportes de hidratos de carbono son más cautelosos.

Estos son alimentos que tienes que agregarle constantemente a la dieta Atkins y que son ricos, una buena fuente de nutrientes y carbohidratos saludables.

LOS ARÁNDANOS

Estos forman parte de los frutos rojos que se recomiendan ampliamente en la dieta Atkins, así que se pueden recibir en los menús diarios.

Son ricos en antioxidantes y enfrenta a los radicales libres. Con estos arándanos y la dieta Atkins se puede ayudar a mantener más joven y saludable y es algo que se refleja en el exterior cuando se vea la piel sana y lozana.

Los alimentos como el arándano, están llenos de taninos, sustancias altamente antioxidantes, aporta moléculas de oxígeno, frenan la cadena de desestabilización molecular que promueven estos radicales y pone la salud en buena sintonía.

Carbohidratos como los arándanos son buenísimos en la dieta Atkins, estos pequeños frutos tienen flavonoides, además de ciertas otras sustancias que tienen propiedades antibacterianas y que por ende, te mantendrán libre de enfermedades gastrointestinales. Además pueden ayudar con los procesos de cicatrización y ayudan a las personas que padecen diabetes tipo 2.

Otra gran ventaja de los arándanos es que hará más fácil la digestión, ayuda a controlar infecciones urinarias, ayudan en casos de diarreas, protegen las paredes vasculares, ralentizan el avance de las cataratas, ayudan a que se forme el colágeno, y de paso, son deliciosos.

LAS ESPINACAS

Esta es otra de las favoritas de esta dieta, las espinacas, el perfecto acompañante de un plato de carne picada, el carbohidrato maravilla. No en vano fue la predilecta de Popeye y es el oro verde, como le dicen muchos expertos.

Cuentan con un tono de verde esmeralda muy intenso, señal inequívoca de la presencia del esencial ácido fólico y de la requerida vitamina A.

Las espinacas, así como los arándanos, también son buenos aliados para cuidar el organismo. Contienen vitaminas y minerales, que fortalecen el cabello y ayuda a tener las uñas resistentes y llenas de salud.

Asimismo es rica en calcio, hierro, potasio y magnesio.

El magnesio es ideal para mantener a raya la osteoporosis sin contar que es muy útil para metabolizar la energía de un cuerpo que está en cetosis. En cuanto al magnesio, es necesario para que los músculos trabajen, así como para activar el sistema nervioso, el corazón y protege el sistema inmunológico.

Asimismo se ha abordado el tema de las espinacas y la diabetes. Por un lado, las espinacas son ricas en un antioxidante muy particular que se llama ácido alfa-lipoico. Este colabora para que las personas con diabetes tipo 2, es decir, aquellos que no requieren inyecciones de insulina, puedan ver reducidos sus niveles de glucosa. Además, si se es de esas personas que sin ser diabéticas tienen esta condición de la resistencia a la insulina, con la espinaca tan presente en la dieta Atkins, se va a tener un aumento en la sensibilidad y se mejorará el organismo.

Aunque esto fuera poco la espinaca tiene aún más beneficios. También tiene propiedades anti-cancerígenas. Las espinacas son ricas en clorofila una sustancia conocida y que se ha comprobado ayuda a detener ciertas sustancias endógenas que están en la mira como potenciales o posibles promotores de tumores malignos.

En lo que respecta a algunas enfermedades respiratorias como el asma, el beta caroteno está presente en las espinacas, pone su grano de arena en el control de esta afección y otras enfermedades del sistema respiratorio. Por ejemplo con el melón, el brócoli y las calabazas tan recomendadas como acompañantes del pollo en la Atkins, también son ricas en betacarotenos.

Finalmente, las espinacas ayudan a controlar la presión arterial por su riqueza en potasio; tiene riqueza en vitamina K ayudan a prevenir la osteoporosis, se debe ser cuidadoso de comer espinaca si se tienen problemas de coagulación de sangre. Hay que recordar que no se debería consumir espinacas ni vitamina K si se padece alguna condición de salud asociada a la coagulación de la sangre.

Como plus adicional, la espinaca es rica en fibras, mejora el tránsito intestinal.

LAS NUECES

Esta es la merienda ideal en la dieta Atkins, además son deliciosas. Pero lo mejor de ellas es que tienen muchas propiedades que actúan muy bien en el cuerpo. Se les ha llamado súper alimento, y con razón. Las nueces tienen vitamina E, que es poderosamente antioxidante y además ayuda a frenar ese indeseado envejecimiento prematuro, hay que agregar su riqueza en potasio, Esto ayuda muchísimo al corazón, también contiene ácidos grasos Omega 3.

Como sucede con los arándanos, las nueces también son ricas en magnesio, imprescindible para prevenir la osteoporosis. Las nueces son ricas en fibra y en vitaminas del grupo B, las cuales optimizan el funcionamiento del sistema nervioso, ellas también son ricas en hierro, zinc y fósforo.

COMER CHOCOLATE EN LA DIETA ATKINS

Las personas que aman el chocolate de seguro amarán la dieta Atkins, se han hecho estudios que demuestran que el chocolate es más mala fama que realidad y esto ha nublado muchos de sus beneficios. Es más, se ha establecido que comer un poco de chocolate un poco antes del almuerzo, de la cena o del desayuno ayuda a reducir el hambre causando que se coma menos.

Además de esto, el chocolate ayuda a reducir la resistencia a la insulina, que no es más que una condición en la cual, el organismo genera la insulina correctamente, pero los músculos no la reconocen, esto hace que el cuerpo se comporte como el cuerpo de un diabético, sin que lo sea. Es lo que algunas personas, inclusive algunos especialistas, llaman erróneamente principio de diabetes o pre-diabetes, la prediabetes no existe. Simplemente o se es diabético o no se es.

Volviendo al tema sobre las bondades del chocolate en la dieta Atkins, hay estudios muy serios que han demostrado que en efecto, el chocolate oscuro reduce la resistencia a la insulina, si se agrega en la dieta Atkins esta dará mejores resultados.

Para que no haya duda de los grandes beneficios que proporciona el chocolate, en la dieta Atkins se puede comer un postre de chocolate, eso sí, debe ser el chocolate oscuro que tiene esas grasas saludables que son indispensables en la dieta Atkins para volver tu organismo cetáico y hacer más lenta la absorción de azúcares en la sangre. Esto va a evitar las subidas de insulina, y que se padezcan feroces ataques de hambre aún después de haber comido. Otra cosa positiva es que el chocolate oscuro reduce esos deseos de comerse alguna comida poco saludable, especialmente postres ricos en azucares.

Hay que resaltar nuevamente que el chocolate permitido es el que es negro, con un mínimo de 90% cacao. El chocolate con leche y el blanco son ricos en azucares, así que esos no se pueden comer, esos no se permiten en la dieta Atkins, el chocolate negro se debe comer en porcentajes pequeños no un paquete entero, solo un bocado, un pequeño placer saludable que se permite.

LAS UVAS

Esta es otra de las frutas recomendadas con la dieta Atkins, se pueden consumir en las comidas del día a día. Tienen muchos beneficios, entre ellos, los anti-oxidantes y su poder para enfrentar los radicales libres; las uvas son muy recomendadas en la dieta Atkins, están llenas de taninos, sustancias altamente antioxidantes, le dan un gran aporte de oxígeno a las moléculas, y ayudan a frenar la cadena de desestabi-lización molecular que promueve estos radicales inestables. También contienen flavonoides, además de ciertas otras sustancias que tienen propiedades antioxidantes y que por ende, ayudarán al organismo.

Los uvas colaboran con la digestión por el gran contenido de fibras, ayuda a proteger las paredes vasculares, ayudan a que no se envejezca pronto, promueven la formación de colágeno, y de paso, son muy deliciosas.

LAS FRESAS

Todos aman comer fresas, además son ricas en muchos nutrientes, el primero de ellos es la vitamina C, las fresas se recomiendan en la dieta Atkins en cualquiera de los menús.

Es altamente benéfica por su inmenso poder en antioxidantes, esto ayuda a combatir los radicales libres y todo lo que tiene que ver con el envejecimiento celular. Por eso es que es de las consentidas en la dieta Atkins, tienen un nivel bajo de carbohidratos, la dieta Atkins recomienda alimentos como las fresas, que de paso tienen taninos, súper antioxidantes, tiene un gran agregado de moléculas de oxígeno, que detienen la cadena de desestabilización molecular que promueven estos radicales libres. Además, las fresas son ricas en flavonoides, y ciertas otras sustancias que tienen propiedades antibacterianas y que por ende, te mantendrán libre de enfermedades gastrointestinales.

Son ricas en fibra, es decir buenas paras combatir el estreñimiento.

EL AGUACATE

El aguacate es considerado una fruta debido a que tiene una semilla, las verduras no tienen semillas, las frutas sí. El aguacate tiene un alto porcentaje de grasa saludable, estas grasas saludables e indispensables en la dieta Atkins para volver y mantener al cuerpo en estado de cetosis, esto hace lento el proceso de la absorción de azúcar y se evitan subidas de insulina.

Asimismo el aguacate ayuda a controlar el deseo de comerse un dulce o cualquier alimento rico en azúcar.

El aguacate es muy rico en vitamina E, la cual actúa como antioxidante, y ayuda a frenar el envejecimiento prematuro. Es rico en potasio, esto ayuda muchísimo al corazón que lo mantiene saludable, no hay que olvidar que contiene ácidos grasos omega 3.

Algo en lo que es rico el aguacate es en magnesio, ya antes se ha nombrado y se sabe que ayuda a prevenir la osteoporosis.

El aguacate es rico en fibra y en vitamina del grupo B, optimiza el funcionamiento del sistema nervioso y aporta hierro y zinc así como fósforo.

LA MANZANA

Dicen que comer una manzana al día aleja al médico. Ese refrán es muy verídico y se refiere a un postre que es muy bien aceptado en la comunidad de la dieta Atkins. La manzana es rica en vitamina C y tiene muchos antioxidantes que combaten los radicales libres que previenen o frenan el envejecimiento celular. Es por eso que es de los postres preferidos en el Atkins.

Va a ayudar a mantenerse más joven y con la piel más saludable, la manzana tiene un bajo nivel de carbohidrato y aporta moléculas de oxígeno que frena la desestabilización molecular que promueven los radicales inestables tan mencionados antes.

Eso sí, la recomendación es que se consuma con todo y piel, ya que ahí están los taninos y flavonoides y otras sustancias que tienen propiedades antibacterianas que ayudan a mantenerse libre de enfermedades del estómago.

La manzana ayuda muchísimo a mejorar los

problemas de estreñimiento y un gran contenido de fibras que ayudan a controlar los niveles de azúcar en sangre, además y esto es importante, las manzanas facilitan la digestión de alimentos ricos en grasas, que es un factor relevante en la dieta Atkins.

Además de esto las manzanas son ricas en calcio, ácido málico, y ácido tartárico, ayudan con los dientes y tienen propiedades diuréticas.

EL KIWI

El kiwi es otro de los favoritos en los postres de Atkins es muy rico en vitamina C y en ácido fólico y tiene muchos beneficios antioxidantes.

Combate los radicales libres y frena el envejecimiento celular, por eso es que se recomienda mucho en la dieta Atkins, porque ayuda a mantenerse saludable y tiene un bajo nivel de carbohidrato. También es rico en taninos que es una sustancia altamente antioxidante que aporta moléculas de oxígeno y frena la desestabilización molecular que promueve los radicales desequilibrados. Eso sí, el kiwi se come con piel, que es donde está la riqueza en taninos y flavonoides y una gran variedad de sustancias que tienen propiedades benéficas para el organismo.

El kiwi aleja el estreñimiento por el gran contenido de fibras que posee y controla los niveles de azúcar en la sangre, por otro lado el kiwi aporta calcio y su sabor es peculiar y agradable para el paladar.

Se puede consumir crudo como una fruta o preparado para carnes, claro, siempre sin azúcar.

LA BATATA

La batata es la reina de la dieta Atkins, se le llama camote, boniato o papa dulce, según el país donde se esté. El sabor que tiene es dulce y tiene pocas calorías y es sumamente saludable ya que aporta muchos beneficios al organismo. Por su parte tiene un gran contenido de vitamina E y entre más anaranjada sea más betacarotenos tiene.

Hay muchas variedades de batata, está la roja, la anaranjada y una casi roja.

Entre otros de los beneficios está que contiene hierro, potasio, como ya se dijo vitamina E, C y Zinc, además es rica en antioxidantes lo que la hace ideal para combatir los radicales libres y el envejecimiento celular. Por eso es tan recomendada la dieta Atkins porque mantiene el cuerpo saludable.

Es buena en esta dieta porque su nivel de carbohidrato es bajo, por esto la dieta Atkins recomienda la batata como guarnición. Según estudios la batata reduce la incidencia de cáncer en el organismo, además controla las inflamaciones y aporta beneficios para el sistema cardiovascular y para la vista. Además de que controla los niveles de azúcar en sangre y ayuda a expulsar metales pesados del organismo.

6

ALIMENTOS PROHIBIDOS EN LA
DIETA ATKINS

Comencemos por el veneno, la comida chatarra, la dieta Atkins no está exenta de caer en tentaciones en la calle con ese poco de publicidad y olores, colores y sugerencias.

A lo mejor se empieza con mucho juicio a comer sano con los hidratos de carbono justos, con una figura esculpida con esfuerzo pero en determinada se tiene un mal día, uno de esos donde no se debió salir de la cama y llega la tentación de comerse algo en la calle, un típico modo de fugarse cuando se ha pasado un mal rato.

Aunque permítenos decirte que con la dieta Atkins de seguro se puede enfrentar esta situación tensa ya que al mantener estables los niveles de azúcar, en un momento se estará más centrado y las ideas fijas, asimismo la autoestima está mejor por lo que será más sencillo enfrentar estas situaciones.

Si ya se tiene un tiempo con la dieta Atkins a lo mejor algunos años, seguramente es difícil que se llegue a romper y no se caerá en ese efecto rebote que tanto se detesta.

Esto es porque a esas alturas los niveles de azúcar en sangre estarán en la estabilidad deseada. A veces quienes empiezan caen en el efecto rebote porque rompen la dieta, esto se debe a que aún la memoria celular no ha comprendido de manera suficiente que el cuerpo ha cambiado.

Pero en cuanto a las tentaciones callejeras si se está en la dieta Atkins y por la calle se ve la tentación de un pollo frito, luego vendrá el despecho moral junto con la pesadez y la hinchazón, ya el cuerpo se ha adaptado a comer más saludable, esto quiere decir que al elegir comer saludable el mismo cuerpo dejará esa tentación de comer lo malo de la calle, y no es algo de lamentar, no se deseará esa comida, así ahora mismo se vea como muy deliciosa, después no será la gran cosa, solo un dulce que comías en una vida pasada, donde no se era totalmente pleno.

LAS GRASAS TRANS

Estas grasas tal como lo indica su nombre son grasas insaturadas, es decir se les ha pasado por un proceso para solidificarlas convirtiéndose en algo similar al colesterol animal. Las grasas se pueden formar naturalmente, por ejemplo en el estómago de los rumiantes que forman las grasas trans, esto hace que la leche sea más grasosa, mucho más nutritiva para los becerros y terneros, las grasas rumiantes pasan a formar parte de los músculos de los animales pero esto es a nivel de ellos, las grasas trans no se pueden sintetizar por los humanos. Es por eso que la salud de los humanos se ve comprometida con este tipo de dietas trans.

Este tipo de grasas producen daños para la salud humana, entre ellos están las enfermedades del corazón y la obesidad, además de las grasas trans que aumentan el colesterol malo y reducen el bueno, dejando como resultado el colesterol malo acumulado en arterias y el aumento de problemas cardiacos y accidentes cerebrovasculares. Los triglicéridos también se ven comprometidos con las grasas trans.

El peso aumenta por culpa de las grasas trans, a diferencia de las grasas que se pueden comer en la dieta

Atkins, las grasas que son no saturadas y de origen animal, como el omega 6, la grasa de nata o la grasa natural de las carnes, las grasas trans no son usadas por el organismo para crear energía sino que se acumulan, lo que contribuye a la obesidad.

El problema con estas grasas es que las industrias siguen produciéndolas ya que dan el sabor a los alimentos haciendo que se vendan más, sin tener en cuenta la salud de la sociedad, pero esto se puede ver leyendo las etiquetas especialmente en esos países donde se es estricto en la materia de alimentos e industrias como Canadá y Estados Unidos.

En la dieta Atkins la grasa trans no tiene cabida, en este caso se incluyen los helados, las pizzas, las frituras, las empanadas, las galletas, tortas, grasas como la margarina, y comidas rápidas entre otros.

La dieta Atkins en esto es clara, no se deben consumir grasas solidificadas como la margarina, en todo caso lo mejor es agregar un derivado de las aceitunas como el aceite de oliva por ejemplo.

Actualmente está muy en boga la dieta Atkins modificada, esta es un poco más flexible que la tradicional y es más atractiva porque deja que se pueda comer más carbohidrato en la fase dos. Pero en el fondo mantiene el mismo principio, se busca la cetosis del organismo y reducir el carbohidrato lo más que se pueda.

Estos son los alimentos que no pueden comerse durante la dieta Atkins:

- Azucares: zumos, pasteles, gaseosas, helados, dulces etc.
- Granos: centeno, cebada, arroz, espelta, trigo.
- Aceites vegetales: aceite de soja, de maíz, aceite de semilla de algodón, aceite de canola, entre otros.
- Grasas trans: se halla en alimentos procesados con la palabra hidrogenado en la lista de ingredientes.
- Alimentos dietéticos y bajos en grasa, que son altos en azucares.
- Verduras con carbohidratos, como zanahorias, nabos, entre otros. Aunque esto es solo para la fase 1.
- En la fase uno no se pueden consumir plátanos, manzanas, peras, uvas, naranjas.
- Almidones como batatas y patatas tampoco se pueden en la fase 1.
- Legumbres: las lentejas, frijoles, garbanzos,

tampoco se pueden en la fase uno.

7

EFECTOS METABÓLICOS Y
FISIOLÓGICOS DE LA DIETA ATKINS

Una de las maneras en las que la dieta Atkins va a ayudar a prevenir o por lo menor ralentizar la oxidación es con su aporte constante de buenos carbohidratos, saludables y necesarios para el cuerpo.

Los carbohidratos sanos ayudan por sus antioxidantes y es que la dieta Atkins contempla alimentos que tienen taninos, los cuales son como el té verde, los frutos rojos, el vino, las uvas, el kiwi, la manzana el chocolate negro, la batata, entre otros.

Todos son muy poderosos a la hora de proporcionarle antioxidantes al cuerpo. La dieta recomienda también alimentos ricos en betacarotenos y en vitamina A como la calabaza y la zanahoria, la vitamina

E como los huevos, los flavonoides que están en el chocolate negro, la vitamina C de las cerezas y fresas, esta vitamina que es precursora en la formación del colágeno junto a otros grandes beneficios.

La dieta Atkins promueve que en lugar de ingerir azucares, gaseosas, harinas, y esos alimentos vacíos de salud y ricos en contaminar el cuerpo, mejor consumir grasas saludables como las nombradas anteriormente.

Aunque no se pueden eliminar del todo, si hay maneras para poder mantenerlos a raya, claro, con una mala ingesta en la dieta diaria, esto no es el único factor que promueve la producción de los radicales libres, también hay radicales inherentes a cada uno, por ejemplo el estrés, que es uno de los más resaltantes y todas esas situaciones que causan inquietud y alteran los sentidos, como el vivir con depresión, angustias, miedos, tristeza y todo lo que pueda generar y desatar malas emociones.

También están los agentes internos que producen radicales libres, el hacer ejercicio extremo que puede ser nocivo para la salud ya que todos los extremos son malos y es el mismo cuerpo el que indica cómo se debe hacer ejercicio.

Es el mismo cuerpo el que llega a un límite donde dice que ya está, si se excede entonces tendrá internamente una sensación similar al estrés.

Así como con la dieta Atkins se controla la medida, en el ejercicio también y aunque ayuda a generar endorfinas y ese grupo de hormonas que hacen sentir bien y aleja los radicales libres, también el exceso es malo.

Siguiendo con el tema de la alimentación y el envejecimiento cada persona con mala alimentación se afecta, una mala alimentación es una dieta basada en una mayor cantidad de carbohidratos de la que se debe y además de mala calidad. Harinas refinadas, azucares y demás.

En vez de tomar la energía de las grasas que es lo que se espera, no es así. Esto agota el cuerpo. Comer descontrolado dulces, pastas, tortas, todo esto hará que el cuerpo se agote mucho. La razón es porque tiene que trabajar en convertir los hidratos de carbono en azucares para luego pasarlos a grasas y después a combustible o sea energía. Luego que toma lo requerido como combustible y genera músculos y nervios, entonces guarda lo que no consume Todo esto termina siendo una tarea inmensa porque todo ese proceso en detalle estimula la aparición de los radicales libres que son tan reactivos que surgen con la idea de envejecer el cuerpo.

Esta es otra de las grandes virtudes de la dieta Atkins, no solo va a bajar de peso, sino que ayudará a mantenerse la juventud por más tiempo.

Visto todo este proceso de lo que es la dieta Atkins, de la importancia que tiene para el organismo, posterior a haber aclarado rápidamente esa controversia que genera y demostrar que realmente es buena, no queda más que mostrar algunas recetas.

Solo es una para cada fase, pero realmente son muchísimas, esto es otro de los elementos positivos que tiene la dieta Atkins, que goza de muchas opciones para comer, no es algo cuadriculado donde aburre, al contrario, las opciones son variadas.

Estas son entonces algunas de las recetas Atkins:

RECETAS ATKINS

Esta es una receta que puede tenerse en cuenta para la Fase 1:

PESCADO EN COCO

Los ingredientes necesarios son:

- 3 huevos de gallina.
- Una libra de brócoli.
- Dos cucharadas de romero.
- Un filete de pescado
- 250 mililitros de leche de coco.
- Sal como se desee.
- Una cucharadita de mantequilla.

El modo de preparación es así:

Se comienza por hervir el brócoli con llama alta, dejarlo hasta que esté al dente. Posteriormente se ponen los huevos en un tazón y se dejan hervir por unos diez minutos.

Le sigue retirarlos del fuego y se dejan enfriar. Se les quita la cascara y se dejan enteros para posterior seguir en la preparación.

Ahora se toma el pescado se pone en una olla, se le agrega el romero y se cocina a fuego lento, cuando esté listo se vierte la leche hasta que quede cubierto, ahora se pone el pescado con la leche al fuego nuevamente. Se hace hasta que el pescado esté blando y listo para comer, se le agrega el brócoli, los huevos, se sirve y bien provecho.

Esta es una receta para la fase dos:

CALABACINES A LA MOZZARELLA

Para preparar esta receta se necesitan estos ingredientes:

- Un par de tomates maduros y rojos.
- Un calabacín.
- Dos hojas frescas, lavadas y grandes de albahaca.
- Dos tallos de apio.
- Tres cucharadas de vinagre de manzana.
- Mayonesa al gusto.
- Dos tallos de cebollines.
- 100 gramos de queso mozzarella.
- 200 gramos de lechuga fresca.

Al tener todos los ingredientes el siguiente paso es la preparación, se hace de esta manera:

En un tazón se mezcla la mayonesa, el queso mozzarella, el vinagre, cebollín picado y la albahaca.

En otro tazón separado se pone picado el calabacín,

con los tomates y la lechuga, se mezcla todo y se sirve. Listo a comer.

Esta es una receta para la fase tres:

ARÁNDANOS CON YOGURT

- Se requieren 40 arándanos.
- 220 gramos de yogurt.
- 30 gramos de almendras.

De este modo se prepara:

Se deben colocar los arándanos con las almendras en un tazón, se cubren con el yogurt y se colocan en el refri para luego servirlos fríos, con un postre ideal para una de las entrecomidas.

Esta es una receta para la fase cuatro que se puede emplear cuando se desee y es muy saludable:

FRESAS CON HOJUELAS DE AVENA

Para empezar estos son los ingredientes que se necesitan:

- 40 gramos de avena.

- 7 fresas lavadas.
- Una cucharadita de vainilla.
- 50 mililitros de agua.
- 75 gramos de yogurt.

Teniendo los ingredientes de este modo es que se va a preparar:

Se coloca en un tazón el grupo de fresas lavadas, ahora se calienta en una olla y se agrega la avena, se deben cocinar hasta que estén tostadas, luego se agrega el agua y las fresas, se pone la vainilla y se cubre con todo el yogurt. Ya ha quedado listo para disfrutarlo.

CONCLUSIÓN

Llegados a estas alturas del trabajo, habiendo conocido rápidamente lo que es la dieta Atkins y lo que puede ofrecer a cada uno de los que la hagan, es inevitable no pensar en ese montón de dietas milagro, pastillas, historias y ficciones de paso, para conseguir el peso ideal.

Bajar de peso se convierte en la obsesión de muchos que quieren ponerse en forma y ponerse toda aquella ropa que ha perdido; y que la ropa que tiene le quede bien a como dé lugar. Pero esas dietas que se han intentado al final se han ido al caño y llega el temido efecto rebote.

La dieta Atkins tiene la ventaja de ir paso a paso con la persona que la practica. Esa es una de las grandes ventajas, el desarrollo de ella es más prolongado que otras dietas rutinarias que terminan siendo abrumadoramente aburridas.

Por lo tanto es normal que muchas personas terminen abandonando las dietas y engorden de nuevo y se depriman.

Pero eso no tiene que seguir siendo así, ahora con esta dieta, la dieta Atkins se puede empezar a perder peso rápidamente, que es una de las grandes ventajas, pero ya después no pasará como con aquellas dietas que siempre hay un régimen, no, al llegar a la fase cuatro se puede estar así por el resto de la vida y no faltará nada, el cuerpo tendrá la nutrición que necesita y lo mejor, en el peso ideal.

Se tendrá la figura deseada, el peso deseado y la ropa de la talla que corresponde entrará sin problema, sin pasar hambre sin perder valores sin una mala nutrición.

La fase uno puede ser un poco difícil, no hay que negarlo, pero qué comienzo no es duro, al menos los que realmente traerán la satisfacción a la persona. Las dietas que dicen ser fáciles en realidad son una gran mentira, no tienen nada qué ofrecerle a las personas, solo son botes de humo que luego dejarán un desagradable efecto rebote.

Si se desea empezar a hacer la dieta Atkins el momento es ahora, se tiene que preparar un plan de comidas, en internet abundan muchas recetas para cada una de las fases, y también hay que prepararse mentalmente.

Si al principio se tiene deseo de tirar la toalla hay que saber que este es rápido, ya luego vendrán las otras fases que son más tolerantes, un consejo es que esta dieta se combine con un poco de ejercicio, puede ser suave, salir a caminar, ir al gym en la caminadora, trotar un poco, cualquier cosa, no tiene que ser una rutina extrema de deporte, los efectos de combinar dieta y ejercicio dan resultados más rápido.

Dicho todo esto el deseo de esta parte es que la dieta deje unos efectos saludables en cada uno, y que más allá de tener un cuerpo hermoso, se tenga una salud de hierro y con un cuerpo en el peso ideal.

DIETA CETOGÉNICA - LA GUÍA DE PÉRDIDA DE PESO PARA PEREZOSOS EN 2020

DESCUBRE LA MANERA FÁCIL DE QUEMAR GRASA CON LA DIETA CETOGÉNICA BAJA EN CARBOHIDRATOS - LA GUÍA COMPLETA PARA PRINCIPIANTES

INTRODUCCIÓN

Estimado lector, en este libro quiero introducirte a un nuevo mundo saludable, rico, y lleno de vitalidad: la dietas cetogénicas o dietas keto. Más que unas dietas son un nuevo estilo de vida que podrás acoger para ser una persona más sana, para tener un mayor control de tu peso, y para destruir toda la grasa acumulada de una forma natural.

En base a lo anterior, en este libro voy a mostrarte: qué son las dietas cetogénicas, qué es el estado de cetosis y la participación del hígado en el mismo, cuáles son los tipos de dietas keto que existen, qué minerales, aceites y vitaminas tienes que cuidar durante tu dieta cetogénica, y por último, ¡recetas!; en primer lugar te regalé varias recetas de aperitivos o snacks saludables para picar entre las comidas, y en segundo lugar, una selección especial de recetas keto, bien sea para desayunar, almorzar o cenar.

Es menester destacar que, este audiolibro sigue un orden lógico que te ayudará a ir avanzando desde los conceptos más básicos y fundamentales de las dietas cetogénicas o del estado de cetosis nutricional en general, hasta las más deliciosas recetas para que puedas comenzar inmediatamente este estilo de vida.

Recuerda que, como en todo estilo de vida, tu cuerpo necesita de un periodo de adaptación, con la finalidad de poderse acostumbrar a dejar de hacer lo que hacía antes, para hacer ahora algo completamente nuevo y diferente; con esto quiero decirte que le des tiempo, que no hagas cambios bruscos y que avances paulatinamente en este estilo de vida.

¿Estás listo para aprender y poner en práctica las dietas keto?

1

ASPECTOS BÁSICOS DE LA DIETA CETOGÉNICA

*E*n este súper audiolibro sobre las dietas cetogénicas, te mostraremos todo lo que necesitas saber sobre ellas, con la finalidad de que estés completamente preparado para ponerlas en práctica en tu vida cotidiana; sin embargo, debemos comenzar abordando el análisis de los aspectos básicos de este tipo de dieta, dándole respuesta a preguntas como: ¿qué es la cetosis?; ¿qué es la dieta keto?; ¿realmente es beneficiosa hacerla?; ¿cuál es el papel del hígado en este tema?; y otras preguntas más, cuyas respuestas construirán en ti una base sólida sobre las dietas cetogénicas, con la finalidad de ir profundizando en su estudio en todo el transcurso de este libro. ¡Sigue atento!

¿QUÉ ES LA CETOSIS?

El cuerpo humano es como una maquina: necesita de varios componentes ubicados en el lugar correcto y con las medidas y cantidades necesarias para que pueda funcionar correctamente; de forma concreta el ser humano necesita de carbohidratos, proteínas, grasas, agua y vitaminas y minerales, en las cantidades correctas para estar sano, fuerte y bien nutrido; de esa lista, el cuerpo toma a los carbohidratos para obtener de ellos energía.

Los carbohidratos son uno de los tipos de nutrientes, y entran al organismo en forma de glucosa, el cuerpo procesa los necesarios para obtener energía, es decir, los transforma en azúcar en la sangre y el resto lo transforma en grasa... eso es lo que ocurre normalmente en el cuerpo humano, sin embargo, hay unos "atajos" o caminos fuera de esa ruta, que la gente emplea para reducir el azúcar en la sangre y el exceso de grasa producto de los carbohidratos, uno de ellos es la dieta cetogénica.

Este tipo de dieta se basa en disminuir el consumo de carbohidratos y consumir moderadamente las proteínas, con la finalidad de que el cuerpo comience a alimentarse de la grasa que tiene en reserva; todo esto es posible porque la grasa puede ser transformada en cetonas.

El estado de cetosis tiene lugar cuando el cuerpo humano comienza a producir cetonas para alimentarse de energía, a partir de las grasas que tiene al alcance.

¿Quieres saber qué son las cetonas?; ¿quieres conocer la importancia del hígado en todo este tema? ¡Sigue escuchando!

EL HÍGADO Y SU PAPEL PROTAGÓNICO.

El hígado es el órgano humano especialmente encargado de transformar la grasa en cetonas, con la finalidad de que el cuerpo entero (incluido el cerebro), se alimente de esas cetonas y obtenga energía. Los cuerpos cetónicos o cetonas, son un compuesto orgánico que se forma en el hígado, y constituyen una fuente alterna de energía cuando no hay suficiente glucosa en el organismo. Hay varios tipos de cetonas, estos son: las acetonas, el acetoacetato, y el beta-hidroxibutirato.

Un dato curioso sobre esto es que el cerebro no puede digerir por sí solo la grasa, por ende, el hígado es el protagonista de la historia transformando la grasa en cetonas y que así todo el cuerpo, incluido el cerebro, pueda alimentarse de ellas.

En vista de que el hígado es quien hace todo o la mayoría del trabajo, es evidente que tiene tareas 'extras' o adicionales que cumplir, sin embargo, el hecho de que las tenga no quiere decir que va a sufrir un daño o que se va a ver afectado, por el contrario, no existe evidencia científica que acredite que las dietas cetogénicas ocasionan daños al hígado o al resto del organismo durante la producción de cetonas para proveer de energía al cuerpo humano... solo se debe cuidar de no caer en una dieta hiperproteica, debido a que son éstas las que causan afecciones al hígado.

Solo podemos concluir una cosa: ¡el hígado es lo máximo!

Es importante destacar que el hígado tiene un papel protagónico como convertidor de grasa en cetonas, sin embargo, no debemos confiarnos debido a que, como cualquier cambio alimenticio, debe ser llevado poco a poco y de la mano del conocimiento científico veraz... si eres diabético es menester que consultes con tu medico sobre este tipo de dieta, antes de implementarla.

LA DIETA CETOGÉNICA O DIETA KETO.

La dieta cetogénica es un plan de alimentación o un estilo de vida para muchos, en el que la personas disminuye su consumo de carbohidratos, así como también, comienza a consumir proteína moderadamente, de esta manera se logra que el hígado acceda a la grasa presente en el organismo y comience a transformarla en cetonas, es decir, en energía lista para ser consumida por el cuerpo humano en su totalidad.

Es importante recalcar que muchos nutricionistas alrededor del mundo, consideran que las dietas cetogénicas son una respuesta inteligente a la obesidad... uno de los males más significativos de esta era moderna y sobre todo en América, donde la mayoría de las personas tienen una dieta basada en carbohidratos.

La popularmente conocida como dieta keto se basa en la disminución de carbohidratos y proteínas, debido a que mientras el cuerpo humano esté recibiéndolos se va a alimentar de ellos y no va a acceder a las grasas que tiene acumuladas; entonces, cuando se reduce el suministro de carbohidratos y proteínas, y se aumenta el de las grasas, el hígado, como escuchamos anteriormente, comienza a transformar esa grasa en cetonas, las cuales son moléculas que transportan energía a todo el organismo.

Es menester destacar que el término 'keto' es una palara inglesa que nace de 'Cetosis', es decir, cetosis en castellano.

Un dato curioso de estas dietas, es que anteriormente el estado de cetosis era considerado como una 'enfermedad', sin embargo, poco a poco los doctores alrededor del mundo comenzaron a verlo y a estudiarlo como una solución inteligente y acertada a una gran gama de problemas de salud... derivando, a partir de las evidencias científicas, en la cetosis nutricional.

BENEFICIOS DE PRACTICAR LA DIETA CETOGÉNICA.

En esta sección quiero mostrarte todos los beneficios que puedes obtener si practicas la dieta keto debidamente y consultando, en caso de dudas, a un profesional.

¡Recuerda!, no todos los cuerpos son iguales, por ende, todos los organismos son absolutamente únicos, especiales e inigualables; sin embargo, te dejaré una lista de beneficios comunes para todos los organismos que practican la dieta cetogénica... algunos de ellos son:

- Mayor pérdida de grasa.

Es el principal y más obvio beneficio: ahora el organismo no estará utilizando como combustible a los carbohidratos, sino a las reservas de grasa que tiene al alcance, convirtiéndolas en cetonas para que puedan ser utilizadas como energía; en este sentido, el cuerpo humano comenzará a tomar la grasa y transformarla en energía, lo que, por supuesto, ocasionará la pérdida de grasa subcutánea (la que puedes mover y pellizcar) y la visceral (la que se encuentra alrededor de los órganos internos).

- Disminuye el riesgo de enfermedades.

Otro de los beneficios esenciales de las dietas cetogénicas, es que a través de ellas el ser humano logra reducir los triglicéridos y la presión arterial, mientras que aumenta el porcentaje del colesterol que es denominado "bueno" (HDL y LDL-C) y disminuye el que es catalogado como "malo".

- Mejora la diabetes.

Existen diversas pruebas que han acreditado la veracidad de la utilización de las dietas cetogénicas en la mejoría de la diabetes, como, por ejemplo, en la reducción de la medicación en los pacientes que participaron en dichas pruebas. Si eres una persona diabética no dudes en consultar a tu médico para que te de el 'visto bueno' para utilizar este tipo de dietas.

- Control del apetito.

Las personas que tienen dietas basadas en grasas, en el consumo bajo o moderado de proteínas y el bajo consumo de carbohidratos, tienen un mayor control de su apetito y esto se debe a que sienten más saciedad y consecuentemente menos hambre y ansiedad.

SEÑALES Y SÍNTOMAS DE QUE ESTAS PRODUCIENDO CETONAS Y QUEMANDO GRASAS.

Ahora bien, si hemos puesto en marcha la dieta keto, ¿cómo saber si realmente está funcionando?, ¿cómo ser conscientes de que nuestro cuerpo está tomando las grasas para transformarlas en energía? ¡Sencillo! El cuerpo habla, solo hay que aprender a escucharlo... sigue estas recomendaciones para saber si tu cuerpo está tomando la grasa y transformándola en energía:

- Aliento cetónico.

Cuando comienzas a entrar en un estado de cetosis una de las primeras cosas que podrás notar es el cambio en tu aliento, puede ser un aliento con olor a frutas (denominado afrutado) o con un olor metálico. Este olor suele durar poco tiempo, pero debes esperar a que pase solo, porque no lo puedes quitar con un simple cepillado de dientes.

- Sed constante.

Otro de los primeros síntomas de la cetosis es que va a incrementarse tu deseo de tomar agua, es decir, tendrás una mayor sensación resequedad en la boca y por supuesto, de sed.

- Irritabilidad y mareos temporales.

Si eres una persona que intentará la dieta keto por primera vez, los primeros días de la misma te sentirás un poco irritado y mareado; esto es normal, debido a que tu cuerpo está experimento una disminución del azúcar en la sangre, y a los pocos días debería desaparecer

- Análisis de orina o de sangre.

2

TIPOS DE DIETA CETOGÉNICAS

En esta sección quiero regalarte algunos tipos de dietas cetogénicas, con la finalidad de que puedas conocerlos, aprender de ellos, y tener una idea más acertada de cuál puede ser el tipo de alimentación mejor para ti.

Es menester que tomes en consideración que lo verdaderamente importante no es que uses una dieta estricta para bajar de peso y luego volver a comer cualquier locura, porque del efecto rebote no se escapa nadie, sino que cambies tu estilo de vida, que te ames lo suficiente como para cuidarte y mantenerte siempre saludable... esto no significa que vas a estar toda tu vida en una dieta, significa que vas a cambiar tu estilo de vida toxico a un estilo de vida saludable; esto no quiere decir que jamás volverás a comer comida 'chatarra', o que nunca más podrás caer en un 'antojo', lo que realmente quiere decir es que cambiando tu estilo de vida y teniendo un equilibrio entre lo sano y lo no tan sano, podrás lograr tener una vida saludable, que se notará en ti por dentro y por fuera.

LA DIETA CETOGÉNICA ESTÁNDAR DCE (SKD POR SUS SIGLAS EN INGLÉS).

Standard Keto Diet o en castellano Dieta Cetogenica Estandar; como su nombre lo indica, éste tipo de dieta es un plan de alimentación basado en el estado de cetosis del cuerpo humano, y tiene la finalidad de provocar ese estado en la persona de manera nutricional.

Este plan alimenticio básico o estándar es el más recomendado, y se basa en el aumento de las grasas a un 75%, la disminución de las proteínas a un 20% y la disminución de los carbohidratos a un 5%.

Es importante que cualquier cambio en tu alimentación lo hagas de forma paulatina, con la finalidad de no hacer modificaciones bruscas que vayan a ocasionar un daño en ti.

En vista de que en este tipo de alimentación lo que

más vas a comer son grasas, te dejo una lista de alimentos que contienen "grasas buenas", y que puedes incluir en tu dieta cetogénica estándar:

- Pescado y aceite de pescado.

El pescado le provee al organismo de omega 6 y 3. Una excelente opción es el salmón.

- Aguacate.

El aguacate en sí mismo o sus aceites, contienen grasas beneficiosas para el corazón y el organismo.

- Aceite de oliva.

Una de las formas de utilizarlo es para acompañar ensaladas y vegetales; un beneficio adicional es que el cuerpo absorberá de una manera más fácil las vitaminas A, E, K y D.

- Carne.

Escoge carne orgánica y proveniente de animales alimentados con pasto, ésta es la más saludable.

Recuerda, la proteína debe ser ingerida en poca cantidad.

- Aceite de canola.

Provee al cuerpo de ácidos grasos omega 3.

- Aceite de coco.

Provee al organismo de ácido láurico, un nutriente provechoso para el sistema inmunológico; sin embargo, se trata de una grasa saturada, así que no abuses de él.

LA DIETA CETOGÉNICA CÍCLICA DCC (CKD POR SUS SIGLAS EN INGLÉS).

Cycle Keto Diet o Dieta Cetogénica Cíclica, es una de las variaciones de la dieta cetogénica estándar, y, como su nombre lo indica, varia precisamente en eso: en que se trata de un ciclo... éste tipo de dieta no se basa en una disminución de los carbohidratos y las proteínas de forma indeterminada, sino que se hace por periodos, como, por ejemplo, un consumo alto de carbohidratos y proteínas por 2 días, mientras que los otros 5 se vuelve al incremento de las grasas y a la disminución de los carbohidratos y proteínas.

Lo más beneficioso de este tipo de plan alimenticio, es que es intermitente, y esto, desde el ámbito psicológico, hace que la dieta sea más fácil de cumplir por la persona que la realiza, debido a que tendrá ese día o dos que recompensarán su buena alimentación, activando así los sistemas de recompensan del cerebro.

Adicionalmente, si pones en práctica este tipo de dieta tendrás los siguientes beneficios:

- Mantendrás saludable la flora intestinal.

Uno de los beneficios de los carbohidratos es que mantienen saludable la flora intestinal, por ende, al reducir su nivel de consumo ésta se puede ver afectada; al implementar una dieta cetogénica cíclica, serás capaz de obtener todos los beneficios de la cetosis, pero además estarás cuidando de tu flora intestinal.

- Evitarás que el hígado produzca glucosa.

En primer lugar, debemos conocer que la insulina es

una hormona producida por el páncreas, con la finalidad de controlar el nivel de glucosa en la sangre. Cuando disminuimos las proteínas y los carbohidratos de nuestra alimentación, los niveles de insulina también disminuyen, y así el hígado siente que debe producir glucosa para alimentar al cerebro; sin embargo, cuando entramos y salimos del estado de cetosis, elevamos la insulina y el hígado detiene la producción de glucosa, con lo que se disminuirá el azúcar en la sangre.

LA DIETA CETOGÉNICA ADAPTADA DCA.

Se basa en la misma dieta keto estándar que analizamos anteriormente, pero con una pequeña variación: se añade el consumo de algunos carbohidratos durante el día; algunos especialistas recomiendan hacerlo solo los días de entrenamiento, para que con éste se puedan quemar, mientras que otros expertos afirman que lo mejor es incluirlos en el desayuno, con la finalidad de eliminar la ansiedad y que mediante el ayuno nocturno puedan quemarse.

Se denomina 'adaptada', porque la persona que la lleva a cabo tiene el poder de 'adaptar' el consumo de carbohidratos de acuerdo a su ingesta y gasto energético diario y a sus necesidades en general.

Algunos de los carbohidratos complejos naturales que puedes añadir a tu plan alimenticio DCA, son:

- Plátanos.
- Frijoles.
- Nueces.
- Avena.
- Garbanzos.
- Lentejas.
- Maíz.

LA DIETA CETOGÉNICA ALTA EN PROTEÍNAS.

Como todas las anteriores, la dieta cetogénica alta en proteínas es una variación de la dieta cetogénica estándar, y en lo que se diferencia es precisamente en eso: las proteínas; mientras que en la dieta estándar las proteínas tienen un consumo del 20%, en esta variación seria de 25 a 35%, pero siempre tendrá la característica de que los porcentajes de proteínas y carbohidratos serán considerablemente menores al de las grasas.

Las proteínas son moléculas compuestas por aminoácidos, y tienen una función esencial en el crecimiento, en el mantenimiento de los tejidos del cuerpo humano, en las vitaminas, los jugos gástricos, las hormonas, entre otros; consumir proteínas nos ayuda a:

- Proveer al hígado de aminoácidos.
- Preservar la masa muscular.
- Mantenernos sanos.

Entonces, este tipo de dieta se basa en aumentar un poco la ingesta de proteínas para tener todos los beneficios que describimos anteriormente, pero siempre manteniendo ese porcentaje por debajo de las grasas. Algunos de los alimentos altos en proteinas que puedes comer son los siguientes:

- Pechuga de pavo y de pollo.
- Huevo.
- Avena.
- Almendras.
- Yogur griego.
- Quinoa.
- Filete de ternera.
- Atún.
- Semillas de calabaza.
- Mejillones.
- Carne magra de cerdo.

- Requesón ligth.
- Gambas.
- Leche.
- Soja.
- Cacahuete (también se puede comer su manteca).

LA DIETA CETOGÉNICA SUCIA.

Si tu objetivo es tener una alimentación más saludable, si quieres disminuir tu grasa corporal, si quieres tener más control sobre tu peso y tu apetito, ¡no te recomiendo esta "dieta"! , debido a que realmente no es una dieta, no es un plan de alimentación saludable, no se trata de algo positivo para las personas.

Todas las dietas que hemos observado con anterioridad se basan con ayudar a la persona a entrar en un estado de cetosis nutricional, es decir, provocado, controlado y con finalidades nutricionales, sin embargo, esta "dieta", no tiene esas características... te explico, la edita cetogénica sucia se basa en eliminar algunos alimentos de tu ingesta diaria sin realmente tener control sobre lo que comes y la calidad de lo que comes, por ejemplo, puedes ir a comerte una hamburguesa (no orgánica), con papas fritas y todo el combo, pero entonces le quitas el pan, y ya, esa es la dieta keto sucia.

Una locura ¿no?

Considero que simplemente se trata de un juego con las palabras "dieta cetogénica" o "dieta keto", pero que realmente está animando a las personas a continuar comiendo comida chatarra, a no aprender a comer de forma saludable, a que solo les importe una parte minúscula de lo que comen y le presten 0 atención al resto.

Te recomiendo que pongas en práctica los otros planes de alimentación que aquí te expliqué, que aprendas qué ingerir y qué no, que aprendas a comer de forma sana y que cambies tus hábitos de una manera positiva, con la finalidad de que puedas lograr verte y sentirte saludable, que mejores tu metabolismo, que controles tu peso, y que cumplas tus metas realistas con respecto a tu figura corporal.

¿Estás listo para escoger el plan de alimentación que más se ajusta a ti y así cambiar tu vida?

3

APERITIVOS EN TU DIETA
CETOGÉNICA

*E*n esta sección quiero regalarte algunos aperitivos súper deliciosos que no interferirán con tu plan alimenticio, y que tampoco dañarán el progreso que hayas realizado; la finalidad es puedas prepararlos en cualquier momento con solo unos pocos ingredientes, bien sea para una ocasión especial, como aperitivos saludables para una fiesta, y simplemente para comerlos entre tus comidas principales, bien sea después del desayuno o la cena... ¡mantente atento si quieres conocer estos maravillosos aperitivos keto!

En cada una de las recetas que te mostraré a continuación, colocaré una sección para los ingredientes necesarios y el paso a paso detallado de la preparación, con la finalidad de que comiences a hacerlas ¡ya!

BROCHETAS DE ACELGA, JAMÓN Y QUESO.

Ingredientes a utilizar. Para preparar 9 unidades pequeñas necesitarás:

1. 3 hojas de acelga.
2. 3 lonjas de jamón cocido.
3. 3 lonjas de queso.

Preparación:

1. Lava cuidadosamente las hojas de acelga y déjalas reposando en el agua por 2 minutos.
2. Retira las acelgas del agua y sécalas con mucho cuidado. En este momento tendrás unas hojas de acelgas sumamente tiernas, pero perfectamente manipulables.
3. Coloca la hoja de la acelga y sobre ella la lonja de queso y de jamón.
4. Enrolla.
5. Corta esa porción grande en 3 porciones más pequeñas.
6. ¡Listo para comer!

¿Ves? Se trata de algo súper sencillo, delicioso y lo mejor: ¡saludable! Esta simple comida te provee de: grasas, proteínas de calidad, y un pequeño porcentaje de carbohidratos; adicionalmente, te suministra vitaminas y minerales como: magnesio, potasio, calcio y fibra; y, además, también te provee de agua.

GALLETAS DE AVENA Y SEMILLAS.

Ahora quiero compartirte una receta sencilla y fácil de hacer de galletas nutritivas... tienen un poco más de ingredientes que la receta anterior, pero te prometo que valdrán la pena.

Deja atrás las galletas de mantequilla o de chocolate poco saludables y comienza a aprender a preparar snacks sanos y nutritivos, para ti y toda tu familia. ¡Si quieres aprender a hacerlas sigue escuchando!

Ingredientes necesarios:

- 200 gr de avena molida.
- 2 huevos.
- Azúcar al gusto (1 o 2 cucharadas aproximadamente). Te recomiendo que sustituyas la azúcar procesada por

endulzantes artificiales o naturales como la miel.

- 100 gr de harina de trigo. Te recomiendo que utilices harina integral, de coco o de arroz).
- 100 gr de semillas molidas: lino, chía, girasol, sésamo.
- 10 cucharadas o 100 gr de aceite. Te recomiendo que utilices aceite de oliva o de coco.

De forma opcional puedes agregar los siguientes ingredientes:

- 5 gr de polvo de hornear. Para que queden esponjosas.
- Esencia de vainilla. Solo para darles un toque de dulzura y vainilla.
- 100 gr de coco rallado. Para que sean más nutritivas.

Paso a paso de la preparación:

1. Precalienta tu horno a 250 ºC.
2. En un tazón grande coloca todos los ingredientes secos: la harina, la avena, las

semillas, el coco rallado y el polvo para hornear (esos dos últimos si los vas a utilizar).

3. Si vas a utilizar azúcar refinada o endulzantes artificiales, ¡este es el momento para agregarlos!, y luego comienzas a revolver. Si utilizarás miel como endulzante natural, ve al siguiente paso.

4. Haz una montaña con tu mezcla y luego hazle un agujero en desde la punta hacia abajo (en el centro), allí agregarás todos los ingredientes líquidos: el aceite, los huevos, la miel, y la esencia de vainilla (en caso de que la vayas a utilizar) y luego comienza a revolver todo con tus manos (asegúrate que estén limpias antes de hacerlo).

5. No pares de mezclar hasta tener una masa homogénea.

6. Ahora harás bolitas con la masa, de 20 gr aproximadamente, y las comenzarás a poner planas en una bandeja para hornear. En este paso puedes agregarles unas semillas fileteadas si te provocan.

7. ¡Tus galletas están listas para el horno! Hornéalas a 200 ºC, de 25 a 30 minutos.

8. Al salir del horno puedes agregarle canela en polvo.

9. Déjalas enfriar y ya ¡estarán listas para comer!

Siguiendo los ingredientes necesarios y el paso a paso tal como te lo explico, podrás obtener 35 galletas aproximadamente... para ti solo o para compartir con tus seres queridos.

SEMILLAS DE CALABAZA TOSTADAS.

¿Eres un súper fan de las semillas?, ¿o sientes que simplemente no son para ti? Pues para cualquiera de las respuestas te tengo una opción buenísima: las semillas de calabaza tostadas; si eres un fan de las semillas pues a estas las adoraras, y si, por el contrario, no te gustan mucho, pues estas las vas a amar porque son deliciosas. ¡Te invito a seguir escuchando para que puedas poner en práctica esta receta sencilla y riquísima!

Ingredientes necesarios:

- 1 calabaza.
- Sal y pimienta al gusto. Te recomiendo la pimienta negra molida.

- Aceite. Te sugiero que utilices el aceite de oliva virgen extra
- Las especias que te gusten molidas.

Paso a paso:

1. Lo primero que debes hacer es precalentar tu horno a 180°C.
2. Mientras el horno se calienta, toma una bandeja para hornear y colócale papel encerado, así ya tendrás la bandeja lista para colocar las semillas.
3. Toma la calabaza y córtala longitudinalmente, así tendrás el interior de la calabaza expuesto y listo para extraerle las semillas.
4. Con la ayuda de una cuchara comienza a extraerle todas las semillas a la calabaza. No te preocupes por ensuciarte las manos, luego las lavas y ya.
5. Coloca agua a hervir y agrégale una cucharada de sal marina.
6. Enjuaga las semillas cuidadosamente con agua.
7. Cuando el agua que pusiste a hervir anteriormente rompa en hervor, agrega ahí

las semillas por 5 minutos. Esto hará que las semillas tomen un sabor saladito.

8. Pasados los 5 minutos, saca las semillas del agua hirviendo con la ayuda de un colador y sécalas con cuidado.

9. Agrega el aceite de oliva a la bandeja, encima del papel encerado que colocaste anteriormente.

10. Coloca las semillas encima de la bandeja, asegúrate de esparcirlas bien y que todas queden untadas de aceite de oliva.

11. Luego de que las semillas estén bien esparcidas por toda la bandeja, si lo deseas puedes agregar un toque de pimienta y la mezcla de especias que más te guste.

12. ¡Listo para hornear! Mete la bandeja al horno... ¡cuidado, que se queman súper rápido!

13. En menos de 10 minutos tendrás tus semillas de calabaza listas, deliciosas y saludables.

Utiliza esas deliciosas semillas como snack entre las comidas o como topping para ensaladas o cremas de verduras. Guárdalas en un envase hermético para que se conserven por más tiempo

APIO CON ACEITUNAS Y ADEREZO DE QUESO.

Aquí te traigo otra receta sencillísima para que no tengas ninguna excusa que te impida seguir la dieta keto, o simplemente dejar atrás el dulce y comer de una manera más saludable; esta vez son los deliciosos palitos de apio, acompañados de aceitunas y aderezo de queso. Veamos la receta:

Ingredientes a utilizar:

- Tallos de apio. Pueden ser unos 10 o 12.
- Queso crema. 225 gr aproximadamente.
- Aceitunas verdes. Te recomiendo las que vienen sin hueso. 50 gr aproximadamente.
- Sal y pimienta al gusto.

Ingredientes opcionales:

- Para agregarle más sabor puedes utilizar: media cebolla, perejil picado y cebollín.
- Pimientos rojos asados. 50 gr aproximadamente.
- Salsa picante al gusto.

Paso a paso:

1. Si utilizarás pimientos u otro ingrediente que necesite cocción, asegúrate de hacerlo de primero.

2. Toma el apio, lávalo y córtale todas las hojitas y el final del tallo.

3. Luego de tener todos los palitos del apio separados del tallo, es momento de que los cortes en el centro y por todo lo largo. Hazles una pequeña incisura ¡sin cortarlos por completo!

4. Toma un tazón y agrega el queso crema, bátelo ligeramente y luego comienza a agregar todos los ingredientes que vas a utilizar, como, las aceitunas, la cebolla, el cebollín, entre otros... ¡no te olvides de la sal y la pimienta!

5. Con una cuchara o una manga pastelera, toma esa mezcla e introdúcela dentro de la abertura que acabas de hacer en el apio.

6. ¡Tus palitos de apio están listos para servir! Si quieres puedes refrigerarlos un poco hasta que sea el momento de comer.

¿Ves? Se trata de una receta super sencilla, saludable, y rica.

HUEVOS RELLENOS CON GUACAMOLE.

Los huevos rellenos son una receta muy sencilla y fácil de hacer para cualquier ocasión, no obstante, con los toques adecuados puede resultar siendo un pasaboca exquisito para una fiesta especial.

Ingredientes para 12 porciones pequeñas:

- 6 huevos.
- 1 aguacate grande.
- ½ tomate rojo. Asegúrate de que esté firme.
- Cebolla fresca.
- Mayonesa.
- Unas gotas de limón.

Ingrediente opcional:

- Camarones cocidos.

Paso a paso:

1. Pon los huevos en agua y luego ponla a

hervir, aproximadamente durante 15-20 minutos

2. Mientras se estén cociendo comienza a preparar el guacamole. Para hacerlo debes pelar el aguacate, sacarle la pepa, colocarlo en un tazón y comenzar a hacerlo puré con un tenedor, luego puedes ir agregando el tomate picadito, un poco de cebolla picada para darle gusto, la mayonesa para darle espesor y unas gotas de limón para evitar la oxidación.

3. Luego de que hayan pasado los 20 minutos, retira los huevos del agua, déjalos reposando para que se enfríen y luego quítales la concha.

4. Luego de tener los huevos cocidos sin concha y el guacamole listo, es momento de que cortes cada huevo por la mitad a lo largo y le agregues, del lado de la yema, el guacamole.

5. Si utilizarás los camarones, puedes colocar 1 camarón cocido encima del guacamole.

6. ¡Listo! A comer.

ENDIVIAS RELLENAS CON AGUACATE, SALMÓN Y QUESO.

Aquí te regalo una receta sencilla, llena de colores y de muchos sabores... ¡mantente atento!

Ingredientes:

- 4 hojas de endivia.
- 80 gr de queso de cabra.
- 100 gr de salmón ahumado.
- 1 aguacate.
- 1 pimiento rojo, puedes escoger si lo quieres dulce o picante.
- Sal, ajo en polvo o granulado, pimienta negra molida, todo a tu propio gusto.
- Un poco de zumo de limón.

Paso a paso:

- Escoge unas hojas de endivias que no estén rotas y que sean frescas.
- Prepara el pimiento rojo: lávalo, sácale las semillas y córtalo en cubos del tamaño de tu preferencia.
- Prepara el aguacate: pélalo, quítale la pepa, y

con la ayuda de un tenedor machácalo tipo puré.

- Toma un tazón y vierte en él el queso de cabra, el aguacate, los pimientos, el salmón, el jugo de limón, la sal, la pimienta y el ajo a tu gusto.
- Es momento de tomar las endivias que seleccionaste en el paso 1, y rellenarlas con la mezcla que hicimos en el paso anterior.
- ¡A comer!

TAZA DE VEGETALES CON UN TOQUE DE SAL.

Ingredientes:

- Escoge los vegetales que más te gusten; pueden ser: zanahoria, champiñones, apio, brócoli, cebolla, tomates, entre otros. ¡Escoge tus favoritos!
- Aceite de oliva.
- Sal y pimienta al gusto.

Ingredientes opcionales:

- Vino blanco.

- Nueces o almendras.

Paso a paso:

- Toma los vegetales, lávalos bien, pela los que lo necesiten y córtalos como más te los prefieras comer, pueden ser en cubos o julianas.
- Coloca el aceite de oliva en un sartén caliente. Si vas a utilizar nueces o almendras, este es el momento de colocarlas... permite que tomen un color dorado y luego retíralas del sartén.
- Luego agrega los vegetales.

Si utilizarás cebolla o cebollín, colócalos primero y cuando estén tiernos comienza a agregar los vegetales que necesitan más cocción, como, por ejemplo, el brócoli y pasados unos minutos, agrega los que necesiten menos cocción.

- Revuelve los vegetales y saltéalos con sal y pimienta a tu gusto.
- Asegúrate de revolver todo bien para que los vegetales queden salteados a la perfección.

- Para finalizar, agrega el vino blanco (si lo vas a utilizar), y revuelve todo bien.
- ¡A disfrutar!

Esto puedes hacerlo como acompañamiento de las comidas, como un plato de comida en sí mismo, o como aperitivo para picar entre comidas... ¿estás listo para hacerlo?

4

LOS SUPLEMENTOS PARA APOYAR TU DIETA CETOGÉNICA

*L*uego de mostrarte todas esas maravillosas recetas, quiero recomendarte el uso de algunos suplementos para contribuir a tu dieta cetogénica; algunos de ellos son:

LOS ELECTROLITOS.

Los minerales son sustancias presentes en la naturaleza y en los alimentos, y son esenciales para las personas, sin embargo, el mismo ser humano no puede producirlas, sino que tiene que tomarlas de otras fuentes como las que ya mencionamos, teniendo como finalidad que el organismo interno funcione de una forma correcta.

Ahora bien, los electrolitos son un tipo de mineral

necesario para: el agua en el cuerpo, el ph de la sangre, la actividad de los músculos y otros procesos del organismo. Los electrolitos se pierden a través del sudor y mediante otros fluidos corporales, por ende, debemos ser conscientes y estar atentos a esa pérdida para poder reponerlos a través de la alimentación.

La importancia de estar pendiente de los electrolitos si has iniciado una dieta keto, se deriva de la perdida de agua del organismo, debido a que los riñones comienzan a retener menos agua y a excretar más de esta; a través de esa agua se pierden los electrolitos y hay que establecer algunas estrategias en la alimentación para recuperarlos.

LAS VITAMINAS DEL COMPLEJO B.

Por las restricciones alimenticias y los porcentajes que se deben cumplir en la dieta keto, a veces es posible que las personas que la están poniendo en práctica tengan una deficiencia de vitaminas y minerales... una de las vitaminas de las que se puede tener deficiencia y de lo que se debe estar atento es de las vitaminas que conforman el complejo B.

El complejo B es un conjunto de 8 vitaminas B, las cuales son:

- Tiamina. Vitamina B1.
- Riboflavina. Vitamina B2.
- Niacina. Vitamina B3.
- Ácido pantoténico. Vitamina B5.
- Piridoxina. Vitamina B6.
- Biotina. Vitamina B7.
- Ácido fólico. Vitamina B9.
- Cobalamina. Vitamina B12.

Algunos de los beneficios de tener niveles óptimos de complejo B, son:

- Mayor control del apetito.
- Evitar las afecciones como la anemia.
- Metabolizar azúcar, proteínas y grasas en la sangre.
- Impedir la debilidad en el cuerpo o muscular.

Si sientes que tienes niveles bajos de complejo B, te invito a que agregues a tu alimentación los siguientes elementos:

- Plátano.
- Semillas de girasol.
- Salmón.
- Leche.
- Lentejas.
- Pescados.

LOS ÁCIDOS GRASOS OMEGA 3.

El omega 3 es un componente esencial en las membranas que rodean cada una de las células del organismo; este tipo de ácido graso es importante porque:

- Aportan energía al organismo.
- Favorece el funcionamiento del corazón.
- Reduce la inflamación.
- Disminuye el riesgo de enfermedad cardiaca.
- Interviene en el buen funcionamiento de los vasos sanguíneos, así como del sistema inmune, endocrino y de los pulmones.

En vista de todos sus beneficios, es importante que siempre estemos conscientes de los niveles de omega 3 en nuestro cuerpo y que cuidemos de no perderlo. Cuando existe un desequilibro con respecto al omega 3, por ejemplo, que el cuerpo tenga más omega 6 y una deficiencia de omega 3, el cuerpo comienza a hincharse.

El omega 3 se encuentra en alimentos como:

- Los pescados y mariscos.
- La leche.
- Las semillas y las nueces.
- Las bebidas a base de soya.
- Aceites de plantas.
- Los huevos.
- El yogurt.

LA VITAMINA D.

La vitamina D es un compuesto químico que se encuentra en el sol y en algunos alimentos, y el mismo no puede ser producido por el organismo humano, por ende, las personas deben exponerse al sol para que el cuerpo pueda ser capaz de producir esta vitamina, o ingerir determinados alimentos o suplementos, con la finalidad de poder cubrir la cuota necesaria de vitamina D que su cuerpo necesita para estar sanos.

Esta vitamina es muy importante debido a que:

- Ayuda a absorber el calcio.
- Tiene una participación esencial en el sistema inmunológico.
- Ayuda al funcionamiento del sistema muscular.
- Ayuda al sistema nervioso a mantenerse sano.

La vitamina D es tan importante que su deficiencia en el organismo puede producir raquitismo y osteoporosis.

Algunos de los alimentos que puedes consumir para aumentar la vitamina D en tu cuerpo son:

- Los lácteos, como, por ejemplo, la leche, el yogurt, la mantequilla, el queso.
- Los champiñones.
- Los huevos.
- Los pescados y los aceites de pescado.

EL ACEITE DE MCT.

Medium chain triglycerides (MCT) o en castellano: triglicéridos de cadena media, son tipos de grasas saturadas que son absorbidas de una forma fácil o sencilla por el organismo. El aceite de MCT, es un tipo de triglicérido de cadena media, que se consigue a través de la pulpa de los cocos, y puedes conseguirlo en suplementos alimenticios, algunos incluso sin olor y sin sabor.

Este tipo de aceite es beneficioso si estas en una dieta cetogénica, porque:

- Se trata de grasas "buenas" altas en calorías.
- Eliminan los antojos.
- Le proveen a la persona de una sensación de saciedad.
- Evita la acumulación de grasa en el cuerpo.

Diferente a otros compuestos que hemos analizado en esta sección, el aceite de MCT generalmente se consume a través de suplementos y no de comidas, por ende, te recomiendo que busques un aceite de MCT de calidad y que lo utilices como acompañante de tus comidas regulares.

LAS ENZIMAS DIGESTIVAS

Las enzimas digestivas son moléculas, formadas naturalmente por el cuerpo humano, necesarias para una sana digestión, debido a que estas moléculas se encargan de romper los polímeros de los alimentos en moléculas mucho más pequeñas, y que así puedan digeridas con más facilidad por el organismo.

Las enzimas tienen funciones diferentes y específicas, tales como:

- El transporte de los nutrientes.
- La purificación de la sangre.
- La eliminación de los desechos toxicos del organismo.
- La alimentación adecuada del cerebro.

Estas moléculas son producidas naturalmente por el organismo, sin embargo, cuando hay deficiencia de ellas puedes consumir suplementos que le ayuden a tu organismo a sobreponerse.

LAS CETONAS EXÓGENAS.

¿Recuerdas lo que hablábamos de las cetonas unos capítulos atrás?, pues bien, éstas cetonas son iguales a las que produce el hígado naturalmente en estado de cetosis, pero con la diferencia de que son exógenas, es decir, creadas fuera del organismo y producidas mezclando las cetonas con sustancias de alcohol para que puedan ser bebidas por las personas.

Algunos de los beneficios del uso de estos suplementos son:

- Acelera la utilización de la grasa como energía, es decir, la quema de grasa corporal.
- Como consecuencia de lo anterior, incrementa la rapidez de la pérdida de peso y aumenta la energía.
- Mejora el ánimo y el sueño.
- Ayuda a la persona a controlar su apetito.
- Reduce la inflamación.

5

SELECCIÓN ESPECIAL DE RECETAS CETOGÉNICAS

*P*ara finalizar este audiolibro, quiero regalarte una sección única con recetas deliciosas, saludables y que te ayudarán a iniciar en este estilo de vida cetogénico de una forma súper fácil. La intención es que aprendas a realizarlas perfectamente, que sigas las receta pero que también le imprimas tu toque personal y de creatividad, y que puedas comenzar desde ya en este estilo de vida saludable.

¡Cambia tu forma de comer y cambia tu vida!

CETOPIZZA.

Ingredientes necesarios para hacer la masa:

- Queso mozzarella. 70 gr.
- Queso crema. 50 ml.
- Queso parmesano. 70 gr. Puedes comprar el que viene ya rayado o comprarlo entero y luego rayarlo para que quede muy fino.
- 4 cucharadas de aceite de oliva. Te recomiendo el extra virgen.
- 1 huevo.
- Aislado de proteína sin sabor. 50 gr.
- Media cucharadita de polvo de hornear.
- Media cucharadita de ajo. Puedes escoger entre el ajo que viene en polvo o granulado.
- Media cucharadita de especias. Te recomiendo albahaca y orégano.
- Media cucharadita de sal o al gusto.

Ingredientes imprescindibles para el relleno:

- Salsa de tomate natural, es decir, sin azucares añadidas ni edulcorantes. 4 cucharadas.
- 2 huevos.
- Salchicha. 230 gr. Te recomiendo la italiana.
- Tocineta bien picada. 120 gr.
- Queso cheddar. 230 gr.
- Queso crema. 125 ml.

Ingredientes opcionales para esparcirles un poco por encima cuando ya esté lista:

- Pimienta negra molida.
- Especias picantes.
- Pesto.

Paso a paso:

1. Precalienta tu horno a una temperatura entre 180°C y 190°C.

- Primero haremos la masa:

1. Tamiza todos los ingredientes secos para la masa en un tazón y luego revuélvelos bien.
2. Haz un agujero en el centro de los ingredientes secos mezclados, y comienza a agregar los ingredientes líquidos.
3. Revuelve los ingredientes líquidos con los secos.
4. No pares de mezclar hasta tener una mezcla homogénea. No te preocupes si queda un poco dura, es normal en este tipo de masas.

- Luego de hacer la masa es momento de aplanarla y hornearla:

1. Toma una bandeja para el horno y coloca encima de ella papel parafinado.
2. Coloca la masa sobre el papel y estirala hasta obtener una forma redonda de 20 a 25 cm. ¡Deja volar tu creatividad!, si quieres dividirla en 2, 4, o más partes iguales, puedes hacerlo y así obtendrás más pizzas pequeñas.
3. Introduce la bandeja con la masa al horno y procede a hornearla durante 10 minutos hasta que quede con una tonalidad suave de dorado.

- Es hora de agregar al relleno:

1. Pasados los 10 minutos y que tu masa tenga ese hermoso color dorado claro, sácala del horno y comienza a colocar todos los ingredientes para el relleno que te enliste anteriormente

- Vuelve a hornear:

1. Luego de haberle agregado el relleno, es

momento de volverla a introducir en el horno; en esta oportunidad debes dejarla cocinar hasta que esté lista, una forma de saberlo es esperar hasta que el queso ubicado encima de la pizza se haya derretido.

SORPRESA DE JAMÓN Y HUEVO.

Ingredientes esenciales:

- Queso mozzarella picado en trozos. 50 gr.
- Jamón serrano. 2 rebanadas.
- 2 huevos.
- Cebolla bien picada. 50 gr.
- Mantequilla.
- Sal y pimienta al gusto.
- Perejil.
- Envases de aluminio desechables para hornear o moldes para ponquesitos o cupcakes.

Paso a paso:

1. Lo primero que debes hacer es engrasar tu molde con mantequilla.
2. Luego comienza a cubrir la pared de cada

agujero del molde con una rebanada de jamón serrano.

3. En un tazón echa los huevos y comienza a batirlos, agrega la cebolla, el perejil, y el queso mozzarella, y luego salpimienta según tus gustos.

4. A continuación, vierte un poco de la mezcla en cada espacio del molde, donde antes colocaste el jamón serrano. Vierte la mezcla de los huevos hasta llegar al borde de cada agujero.

5. ¡A hornear! Introduce el molde al horno por un tiempo aproximado de 25 a 30 minutos, con una temperatura de 180°C. ¡No dejes que se quemen! Miralos cada 10 minutos para asegurarte de que estén bien.

6. ¡Sírvelos y a comer!

FRITTATA DE QUESO Y HONGOS.

- Ingredientes para la frittata:
- 10 huevos.
- Las hojas verdes que más te gusten. 120 gr.
- Perejil. 1 cucharada.
- Los hongos que más te gusten. 450 gr. Te

sugiero que utilices champiñones.

- Cebollín. 6 ramas.
- Queso rallado. 250 gr. Te recomiendo que escojas un queso que se derrita con el calor.
- Mayonesa. 200 gr.
- Mantequilla. 110 gr.
- 1 cucharada de pimienta. Te sugiero que utilices la pimienta negra molida.
- 1 cucharada de sal.

* * *

- Ingredientes para la vinagreta:
- 1 cucharada de vinagre de vino blanco.
- 4 cucharadas de aceite de oliva extra virgen.
- Media cucharadita de sal.
- Un cuarto de cucharadita de pimienta negra.

Recuerda que esta preparación es para varias personas.

Paso a paso:

1. Precalienta tu horno a 180ºC.
2. Toma una bandeja para hornear y engrásala con un poco de mantequilla. Resérvala, la utilizaras después.

- Lo primero que harás será la vinagreta.

1. Toma un tazón y coloca todos los ingredientes de la vinagreta, revuelve bien y prueba un poco a ver si es de tu gusto.
2. Reserva la vinagreta para que la utilices después.

- Ahora harás la frittata:

1. Lo primero que debes hacer es tomar los hongos y picarlos según la forma que más te guste. Coloca una sartén a fuego medio y agrega la mantequilla; cuando este caliente agrega los hongos y saltéalos hasta que estén dorados.
2. A continuación, pica bien el cebollín y el perejil y luego agrégaselos a los hongos mientras estén calientes. Mézclalos bien.
3. En un tazón aparte agrega los huevos, la mayonesa y el queso, y salpimiéntalo a tu gusto.
4. En la bandeja para hornear que habías engrasado anteriormente, coloca la mezcla de los huevos y de los hongos, revuelve bien para integrar.

5. ¡A hornear! Introduce la bandeja en el horno por 30 o 35 minutos, hasta que tome un color dorado.

6. Cuando los huevos estén cocinados perfectamente, sácalos del horno y permite que se enfríen por unos pocos minutos.

7. Luego sírvelos en un plato con las verduras y la vinagreta preparada.

CHAMPIÑONES RELLENOS.

Ingredientes esenciales:

- Mantequilla. 2 cucharadas.
- Pimentón rojo. 1 cucharada.
- Cebollín. 4 cucharadas bien picadito.
- Tocineta. 230 gr aproximadamente.
- Queso crema. 200 ml.
- 12 champiñones grandes.
- Sal y pimienta al gusto.

Paso a paso:

1. Precalienta el horno a 200ºC.
2. Toma una bandeja para hornear y engrásala con mantequilla.

3. Comienza por la tocineta: pícala y colócala en un sartén caliente con un poco de mantequilla para que tome se vuelva crujiente.

4. Ahora pasa a los tallos de los champiñones: retírales el tallo y pícalos como más te gusten, luego, al igual que la tocineta, pásalos a un sartén caliente con un poco de mantequilla para sofreírlos. Si quieres puedes hacerlo en el mismo sartén de la tocineta. Reserva los champiñones para después.

5. Luego revuelve la tocineta crujiente con los tallos ya sofritos y con el resto de los ingredientes.

6. En la bandeja previamente engrasada coloca los champiñones boca arriba con la finalidad de que quede el espacio dejado por el tallo como el recipiente idóneo para incorporar toda la mezcla de tocineta con los demás ingredientes.

7. Introduce la bandeja al horno y hornéala por aproximadamente 20 minutos.

8. ¡A comer! Cuando ya estén listos sácalos del horno y colócalos en un plato para comer.

CANASTAS DE POLLO.

- Ingredientes para la masa:
- Harina de coco. 60 gr.
- Almendra molida. 350 gr.
- Edulcorantes naturales o artificiales. 2 cucharadas. Te recomiendo no utilizar azúcar refinada.
- Mantequilla. 200 gr.
- Sal. 1 cucharada.

Ingredientes para el relleno:

- Pimentón verde picado finamente. 75 gr.
- Pasta de tomate. 1 cucharada. Te recomiendo que sea lo más natural posible sin azucares añadidas.
- Alcaparras picadas. 1 cucharada.
- Cebolla. 1 grande y pícala bien pequeñas.
- Aceitunas verdes sin hueso y picaditas. 8.
- Tomates rojos. 2. Te recomiendo que sean maduros y que los piques en cubos.
- Pollo. 3 pechugas.
- Ajo. 2 dientes triturados.
- Caldo de pollo. 230 ml.

- Mantequilla. 1 cucharada.
- Aceite de oliva extra virgen. 2 cucharadas.
- Sal. 1 cucharada o a tu gusto.

Paso a paso:

1. Precalienta el horno a 170°C.
2. Engrasa un molde para cupcake con un poco de mantequilla.

- Primero haremos las canastas:

1. Toma un tazón y vierte la almendra, la sal, y el sustituto de azúcar que hayas escogido utilizar, agrega la mantequilla y revuélvelo todo hasta tener una consistencia homogénea.
2. Luego agrega la harina de coco y empieza a amasar hasta que obtengas una masa con una consistencia suave y fácil de manipular.
3. Trae los moldes que engrasaste anteriormente y coloca la masa en ella hasta hacer un recipiente en el molde.
4. ¡Hora de hornear! Introduce el molde con tus canastas en el horno; hornea por 20 minutos aproximadamente.

5. Retira del horno cuando estén doraditas las canastas y déjalas enfriar.

- Ahora haz el relleno:

1. Coloca un sartén a fuego medio y vierte la mantequilla hasta derretirla.
2. Vierte las pechugas en el sartén para cocinarlas; cuando estén listas sácalas del sartén y déjalas enfriar.
3. Cuando las pechugas estén un poco frías procede a cortarlas en cubos pequeños.
4. En el sartén que utilizaste para el sofrito del pollo, agrega aceite de oliva y comienza a sofreír la cebolla, el ajo, los pimentones, el tomate y deja cocinar por unos minutos; luego agrega el pollo y el caldo y déjalo cocinar un poco más.
5. Por último, incorpora la sal, la pasta de tomate, las aceitunas y las alcaparras.
6. ¡Ya tienes listo el relleno! Procede a rellenar las canastas. Si quieres puedes decorar con unas hierbas o especias.
7. ¡A comer!

POLLO KETO.

Ingredientes fundamentales:

- Especias mexicanas. 2 cucharadas.
- 1 Pimentón verde.
- Aguacate. 2 medianos.
- Queso. 150 gr del que más te guste.
- 1 cebolla.
- Mantequilla. 75 gr.
- Pollo. 650 gr de pechuga.
- Cilantro. 4 cucharadas.
- Lechuga. 300 gr.
- Tomates cherry. 150 gr.
- Crema agria. 200 gr.
- Sal y pimienta al gusto.

Paso a paso:

- Lo primero que debes hacer es tomar los tomates, el pimentón, el aguacate, la cebolla y la lechuga para cortar estos ingredientes como más te gusten.
- Luego, toma la pechuga de pollo y córtala haciendo la forma de palitos pequeños de pechuga.

- A continuación, coloca un sartén a fuego medio, cuando esté caliente coloca la mantequilla y agrega el pollo.
- Posterior a esto, sofríe el pollo y coloca, según tu gusto, la sal y la pimienta.
- Luego de que hayas cocinado la pechuga, añádele el pimentón y la cebolla bien picaditos, conjuntamente con tus especias mexicanas favoritas. En este momento baja la temperatura y sigue friendo por 2 o 3 minutos más, permitiendo que la cebolla y el pimentón se cocinen bien.
- ¡Tú pollo keto está listo! Coloca la lechuga en el plato y coloca el pollo ya preparado encima de ella y como decoración el tomate cortadito, el aguacate en cubos y luego ráyale queso por encima en conjunto con el cilantro y la crema agria.

SOUFFLÉ CIELO.

Ingredientes esenciales:

- 1 limón
- 2 huevos.
- Sal al gusto.

- 4 lonjas de tocineta.

Paso a paso:

1. Toma un tazón para romper los huevos y separar las claras de las yemas.
2. Echa las claras en el tazón y bátelas hasta que estén a punto de nieve. Puedes ayudarte de un batidor eléctrico.
3. Separa las claras a punto de nieve en 2 mezclas iguales y luego colócalas en una bandeja para llevarlas al horno.
4. Cocina la tocineta para que quede crujiente. Puedes hacerlo en un sartén o en un microondas por 2 minuto; asegúrate de sacarle el exceso de aceite o de grasa.
5. Es momento de que coloques las yemas de huevo sobre las claras, hazlo con mucho cuidado. Luego, decora con la tocineta.
6. ¡Listo para hornear! Introduce la bandeja en el horno a una temperatura de 200ºC, durante 3 minutos aproximadamente. Podrás darte cuenta que las yemas están aún líquidas pero cocinadas y las claras han tomado un hermoso color dorado.
7. Pasado ese tiempo, saca la bandeja del horno

y espárcele un poco de sal por encima.

ENSALADA DE PAVO.

Ingredientes necesarios para la preparación:

- Ingredientes para el aderezo:
- Tomates verdes. 50 gr picados.
- Jugo de limón. 2 cucharadas.
- Especias. 2 cucharadas.
- Crema de leche. 2 cucharadas.
- Mayonesa. 125 gramos.
- Crema agria. 125 ml.
- Cilantro picado. 3 cucharadas.
- Ajo. 1 diente triturado.
- Sal y pimienta al gusto.

$$* * *$$

- Ingredientes para la ensalada:
- Cebolla morada. Cantidad: 1.
- Jamón de pavo. 450 gr. Te recomiendo que lo compres sin rebanar.
- Rábanos. 450 gr.
- Tomates verdes. 275 gr.
- Aceitunas verdes sin hueso. 100 gr.

- Lechuga. 275 gr.

Paso a paso:

- Lo primero que harás será la vinagreta:

1. Toma un tazón y vierte todos los ingredientes de la vinagreta. Te recomiendo que la dejes reposar para que los sabores se unan de una forma divina.

- Ahora harás la ensalada:

1. Primero, toma las lonjas de jamón y córtalas en cubos.
2. Después, corta las verduras y viértelas sobre un plato o bandeja. Reserva las aceitunas para el paso siguiente.
3. Coloca los cubos del jamón sobre las verduras picaditas y luego vierte las aceitunas; puedes colocarlas enteras o picadas.
4. Por último, toma la vinagreta y échala por encima de la preparación, coloca lo suficiente para que puedas aderezar toda la ensalada.

5. ¡A servir!

ENSALADA CÉSAR AL ESTILO CETOGÉNICO.

Ingredientes fundamentales:

- Ingredientes para el aderezo:
- Cascara rallada de un limón.
- Mayonesa. 120 gr.
- Jugo de medio limón.
- Anchoas picadas. 2 cucharadas.
- Queso parmesano rallado. 2 cucharadas.
- Mostaza. 1 cucharada.
- Sal y pimienta al gusto.

* * *

- Ingredientes para la ensalada:
- Pollo. 350 gramos de pechuga.
- Aceite de oliva extra virgen o mantequilla. 1 cucharada
- Queso parmesano rallado. 50 gr.
- Tocineta. 150 gr.
- Media lechuga romana.
- Sal y pimienta.

Paso a paso:

1. Precalienta tu horno a 200ºC.

- Primero harás el aderezo.

1. Toma un tazón y vierte todos los ingredientes para hacer el aderezo y luego mezcla muy bien hasta tener una mezcla homogénea. Resérvalo en el refrigerador mientras preparas la ensalada.

- Ahora harás la ensalada:

1. Toma una bandeja para hornear y colócale la pechuga de pollo, el aceite de oliva o la mantequilla y luego salpimiéntalo al gusto.
2. ¡Al horno! Hornea durante 20 minutos, de modo que se haya cocinado el pollo en su totalidad. Si en vez de hacerlo en el horno quieres hacerlo en un sartén, siéntete libre de hacerlo.
3. Utiliza un sartén o el microondas para cocinar la tocineta y que la misma quede crujiente.
4. Toma la lechuga y córtala, con la finalidad de

colocarla en dos platos; puedes hacerlo en dos grandes tiras.

5. Cuando el pollo esté listo, pasa a córtalo y a colocarlo sobre la lechuga; luego, añade la tocineta y por último el aderezo preparado con un poco de queso por encima.

PASTEL KETO CON CARNE.

Ingredientes necesarios para la masa:

- Agua. 4 cucharadas.
- Almendras; pueden ser molidas o en harina. 100 gr.
- Harina de coco.30 gr.
- Bicarbonato de sodio. 1 cucharada.
- Semillas de sésamo. 35 gr.
- 1 huevo.
- Aceite de oliva extra virgen. 3 cucharadas.
- Sal al gusto.

Ingredientes para la cobertura:

- Queso rallado. 220 gr.
- Requesón. 220 gr.

Ingredientes para el relleno:

- Carne de res o de cordero. Medio kilo molido.
- Cebolla blanca. Solo hace falta la mitad de 1.
- Pasta de tomate. 4 cucharadas.
- Ajo. 1 diente triturado.
- Orégano. 1 cucharada.
- Agua. 125 ml.
- Aceite de oliva extra virgen. 2 cucharadas.
- Sal y pimienta molida.

Paso a paso:

1. Precalienta tu horno a 170°C.
2. Toma un sartén y vierte el aceite de oliva; sofríe el ajo y la cebolla.
3. Agrega al sofrito la carne molida, el orégano, salpimiéntalo a tu gusto y continúa friendo por varios minutos.
4. Luego de que la carne esté ligeramente cocida, vierte el agua y luego la pasta de tomate. Continúa sofriendo a fuego bajo por unos 20 a 25 minutos.

- Ahora a preparar la masa:

1. Mezcla todos los ingredientes en un tazón hasta formar una bola.
2. Toma un molde hondo y coloca papel parafinado en el fondo.
3. Extiende la masa sobre el molde y con la ayuda de un tenedor hazle unos huequitos.
4. ¡A hornear! Introduce la bandeja en el horno por 10 minutos.
5. Pasados esos minutos saca la bandeja y colocale la carne y por encima el queso rallado y el requesón.
6. Vuelve a hornear por varios minutos.
7. Tu pastel keto está listo para servir.

LASAÑA ESPECIAL.

Ingredientes esenciales:

- Perejil cortado. 1 cucharada.
- Carne de res molida. 700 gr.
- Cebolla blanca. Cantidad: 1.
- Berenjenas. 500 gr.
- Ajo. 2 dientes triturados.
- Queso tipo ricota. 250 gr.
- Queso mozzarella. 130 gr. rallado.
- Aceite de oliva. 220 ml.

- Vinagre.
- Sal y pimienta molida al gusto.

Paso a paso:

1. Coloca un sartén a fuego medio y agrega el aceite de oliva.
2. Salpimienta la carne molida.
3. Cuando el sartén esté caliente, agrega la carne en él; revuelve y cocina.
4. Cuando la carne esté dorada, incorpora la cebolla y el ajo; continúa cocinando hasta que puedas apreciar que la cebolla se ha vuelto traslucida.
5. Luego, agrega el tomate revuelve bien.
6. Colócale una tapa al sartén y baja el fuego hasta lo más mínimo; más o menos por 12 minutos.
7. A continuación, toma las berenjenas y quítales la piel, luego pícalas delicadamente como más te guste. Déjalas un rato en vinagre para que se les salga un poco su amargura. Toma un poco del aceite de oliva y cúbrelas por cada lado.
8. Posteriormente, toma otro sartén y ponlo a fuego medio; ahí vas a colocar las tiras o

rodajas de la berenjena... debes cocinarlas hasta que estén doradas por ambos lados.

9. Toma un tazón y procede a mezclar el queso mozzarella junto con el requesón. Si quieres puedes añadir un poco de sal y pimienta.

10. Toma un refractario y colócale aceite de oliva; espárcelo por todo el envase, especialmente en el fondo.

11. A continuación, cubre el fondo del envase con la berenjena, una al lado de la otra, luego agrega una capa de la mezcla de queso y requesón, para después hacer otra capa con la carne molida, y, por último, una capa de berenjena.

12. Repite el procedimiento anterior mientras tengas ingredientes y espacio en el envase.; a la capa que cubrirá todo el envase por encima, colócale queso mozzarella.

13. Introduce el envase al horno por 25 minutos, a una temperatura de 155°C.

14. Pasados esos minutos, saca la lasaña del horno, déjala reposar y por último decora con poco de perejil.

CONCLUSIÓN

Querido lector, ¡qué alegría que hayas llegado al final del libro! Ahora sí puedes afirmar que sabes todo lo que se necesita conocer sobre las dietas cetogénicas.

Para rememorar un poco, en este audiolibro tuviste la dicha de aprender sobre: la cetosis nutricional, las cetonas y la participación del hígado, los beneficios de la implementación de las dietas keto, síntomas de que tu cuerpo está en un estado de cetosis; adicionalmente, conociste los tipos de dietas cetogénicas, como: la estándar, la cíclica, la adaptada, la alta en proteínas y la 'sucia', que acordamos que en realidad no es una dieta cetogénica.

En suma a lo anterior, también pudiste aprender sobre las vitaminas, minerales y suplementos necesarios en tu dieta keto, como, por ejemplo: los electrolitos, la vitamina D, el omega 3, el aceite MCT, las enzimas digestivas y las cetonas exógenas.

Por otra parte, y para finalizar, pusimos a tu alcance una gran cantidad de recetas sencillas, con pocos ingredientes, y súper saludables, con el propósito de que no encuentres excusas para dejar de implementar este estilo de vida saludable. En primer lugar, te regalamos unas recetas de aperitivos sanos, que puedes utilizarlos para picar entre las comidas, como aperitivos en fiestas o reuniones, o, en más cantidad, como desayunos o cenas keto. En segundo lugar, te proporcionamos una selección especial de recetas keto, como: la cetopizza, la ensalada césar keto, los champiñones rellenos, el soufflé cielo, y muchas otras… haciendo un total de 11 recetas solo en esa sección.

Todo lo anterior fue diseñado con la finalidad de que puedas comenzar ya, y de una vez por todas, con un estilo de vida keto.

AYUNO INTERMITENTE AVANZADO - EDICIÓN 2020:

LA GUÍA COMPLETA PARA HACER MÚSCULO, QUEMAR GRASA, Y SANAR TU CUERPO - PARA HOMBRES Y MUJERES

INTRODUCCIÓN

Durante la historia de la humanidad, encontramos que esta metodología se ha llevado a cabo en muchas circunstancias, sobre todo en las relativas a las culturas religiosas, en cada contexto cultural se ha practicado el principio del ayuno, y hoy en día se lleva a cabo con más fuerzas quizás ya que esta modalidad o práctica dentro del esquema alimenticio ha mutado de lo religioso incluso a un aspecto social, y es que, gracias al avance científico podemos en la actualidad hacer profundo análisis de asuntos que por mero empirismo se realizaban ya en tiempos muy antiguos sin sospechar muchas veces el impacto bien sea positivo o negativo de dichas modalidades.

En el mundo de hoy encontramos culturas fantásticas con comportamientos masivos que practican el ayuno desde luego con sus propias particularidades pero que generan múltiples beneficios, culturas religiosas como el islam, tienen la práctica anual del ramadán que se trata de una festividad anual en la cual todos los feligreses de dicha religión en un acuerdo en cualquier parte del mundo que se encuentren, se unen en propósito y ayunan durante un aproximado de 29 a 30 días de manera intermitente.

Pero no solo en este amplio grupo religioso se ve este tipo de práctica, culturas y religiones como la budista por ejemplo tienen también ciertas maneras de ayunar que podrían consistir en la supresión de algunos alimentos de la ingesta normal diaria.

Se ha comprobado de manera eficaz que el ayuno no se trata de una simple costumbre religiosa sin sentido alguno, hoy por hoy es más que conocido que la práctica habitual del ayuno es un mecanismo que aporta múltiples beneficios a la salud del ser humano.

Mucho es lo que hay que decir respecto al ayuno intermitente, de hecho resulta interesante ver la cantidad de información que surge en torno a este tema tan importante, tanto a favor como en contra, lo que si es cierto es que hay mucha tela que cortar en torno al tema, pues se trata de algo que es verdaderamente vital como lo es la alimentación del ser humano.

Las voces a favor y en contra surgen respecto a esto pero, se hace entonces preciso que se haga un paseo detallado por cada uno de los aspectos que esta disciplina como modo de vida propone.

En primer lugar se debe aclarar que hablar de ayuno intermitente no es sinónimo de hablar de dieta, pues ella en sí misma no se trataría de ninguna forma de un modelo de dieta, sin embargo gracias a la multitud de ensayos y pruebas recurrentes que se han llevado a cabo en torno a ella muchos resultados han podido ser concluyentes.

Pero más aún, son cientos las personas que han tomado la determinación de ponerlo en práctica incluso de forma empírica, y han compartido sus experiencias para que nosotros podamos tener una información más amplia aunque quizás no en la ciencia, sí basada en la experiencia personal.

Encontramos testimonios como el de Hilde Meléndez quien nos cuenta cómo fue su experiencia con el tema del ayuno en cuestión, de acuerdo a su historia, los comienzos fueron particularmente difíciles, los primeros días el cuerpo reacciono de manera desfavorable en el sentido que le pedía comidas, sin embargo con el paso de los días el cuerpo fue desarrollando la capacidad de adaptación.

La adaptación resulto tan efectiva, que ya al paso de las tres semanas realmente no le costaba ningún esfuerzo mantener la rutina, y le resultaba completamente sencillo y totalmente normal aplicar los horarios de ayuno intermitente.

Además que la experiencia de acuerdo a su observación mejoro su calidad de vida en muchos aspectos, por ejemplo notó como su cuerpo comenzó a bajar tallas.

Sin embargo no todo lo dicho baila a un ritmo que favorezca esta tendencia, por ejemplo encontramos algunas teorías de algunos importantes endocrinólogos y nutricionista, que pueden asegurar que el ayuno intermitente podría correr con el peligro de provocar o de alguna manera promover los hábitos que terminan incurriendo en la bulimia o incluso la anorexia.

Para poder tener un panorama claro y objetivo sobre este asunto tenemos entonces que de manera obligada ver ¿Qué es el ayuno intermitente? Cuál es su verdadera propuesta y con evidencia en mano hacer una evaluación certera de cuáles podrían ser los resultados, si bien son buenos o malos.

Pero no solo eso, el ayuno intermitente es una disciplina que por lo general está siendo llevada a cabo a manera de combinación con otras disciplinas de alimentación, por este motivo se haría entonces necesario hacer un juicio bastante equilibrado hasta qué punto algún efecto bien sea positivo o negativo estaría directamente relacionado con la aplicación del ayuno en cuestión, y hasta qué punto podría ser efecto de la otra rutina, o si por consiguiente podría ser un efecto más dado por la acción de ambas disciplinas practicadas en conjunto.

Vivimos en una era en la que el comercio y la realidad consumista ha logrado aparcar en el ámbito de la salud, pero más aun directamente en el tema de la obesidad, de acuerdo a las estadísticas estamos entrando en una era en el que la obesidad podría representar no solo un peligro individual sino más aun un verdadero peligro colectivo.

La pandemia del futuro no muy lejano por cierto

viene a ser esta, la crisis irremediable que podría surgir por los altos niveles de obesidad mórbida que se están presentando en el mundo entero.

Ante esta realidad existen dos industrias directamente enfrentadas, y son la industria de la comida, dentro de la cual esta indudablemente la de comida rápida, y la comida chatarra, y permitan me separarlas, ya que en la actualidad no solo como comida chatarra podríamos señalar a aquella conocida como comida callejera, dentro de los anaqueles de los supermercados con hermosos empaques y apariencia de súper bondades, encontramos un numero enorme de comida chatarra, tan o peor como la que encontramos en la calle.

Por su parte, y del otro lado encontramos la industria de los "súper alimentos y formulas, métodos y estrategias" para perder peso, ambas industrias una tan poderosa como la otra sacando por cierto beneficios del mismo mal, tal parece que una depende de la otra y que son excelentes aliadas para mantener este círculo vicioso que solo llena las cuentas bancarias de unos grandes poderosos al costo de la salud y la vida de muchas personas.

Poder determinar si un producto, o dieta es mejor que la otra seria verdaderamente un trabajo cuesta arriba, desestimar a priori la efectividad de algunas formas recomendadas bien por productos o por algún tipo de rutina o cualquiera que fuere para mejorar la salud, podría resultar un asunto más pasional y sentimental que verdaderamente objetiva.

Por ello no intentamos de ninguna manera venir a hacer una comparación entre el ayuno intermitente y ningún otro método utilizado con intención de bajar de peso o bien sea de mejorar la salud, por el contrario, trataremos de hacer una justa evaluación de los resultados que cada disciplina por sí misma arrojan y los posibles buenos o malos resultados que estos puedan brindar a cada persona de manera individual.

Por lo dicho anteriormente es preciso aclarar que no traemos la solución definitiva para algunos problemas de salud, ni mucho menos el camino mágico que muchos han estado soñando, es decir encontrar un método para no hacer un esfuerzo, y pensar que pueda haber alguna fórmula en la que pueda comer de manera desenfrenada y sin cuidado, aplicar algunas formulitas extras que nos liberen del problema de obesidad.

No existe semejante cosa, se trata de un esfuerzo hecho y el nivel de compromiso y deseo que haya para asumir con seriedad la determinación de una vez por todas de triunfar en la lucha contra los malos hábitos, y mejorar de una vez y para siempre la salud, hacia allá camina "todo lo que debes saber sobre el ayuno intermitente"

1

ASPECTOS BÁSICOS DEL AYUNO INTERMITENTE

*L*o primero que debemos denotar en este tema es que el ayuno intermitente no se trata en sí mismo de una dieta, dicho esto, aclaramos que sí podría adaptarse los horarios de ingesta de alimentos para que junto a los beneficios propios del ayuno como tal, puedas sacar el mayor provecho y convertirlo en una excelente oportunidad para ir eliminando ese exceso de caloría con el que se podría estar batallando.

Pero esta aclaratoria se hace necesaria dado a que no se debe limitar el tratado en el que estamos a la simple idea de un método para lograr objetivamente la pérdida de peso, ya que los beneficios en sí mismo de este método alimenticio son aún mayores que el simple hecho de perder peso.

El ayuno intermitente o "intermittent fasting" por sus siglas en inglés, consiste en una regulación de los horarios de alimentación, con el fin de suprimir de forma metódica la ingesta de dichos alimento en esos horarios determinados, la práctica religiosa del ramadán es una forma muy práctica de ayuno intermitente, que consiste en doce horas sin ingesta alimenticia y en algunos casos, incluso, se suprime la ingesta de agua durante este período.

Evolución

Ciertamente, son muchas las culturas que han tenido dentro de sus estructuras bien sea sociales o religiosas la práctica del ayuno, hoy por hoy gracias a los avances de la ciencia se ha logrado optimizar dicha práctica, ajustándola obviamente a las realidades propias de nuestros, tiempos en asuntos como nuestros estilos particulares de alimentación.

Como ya hemos mencionado una de las tradiciones con mayor incidencia en dicha práctica se trata de la tradición islámica que, pese al paso de los años, es cada vez más marcada la tendencia de dicha práctica por la misma expansión que ha logrado sobre todo en el contexto occidental, producto de la dinámica migratoria que han sufrido los países orientales en los últimos años.

Pero no solo son estos, los registros bíblicos muestran que en la tradición judía era una práctica completamente normal, de hecho, una de las historias más relevantes en la tradición cristiana respecto a la vida de Jesús gira justo en torno a la práctica del ayuno, como la conocida historia del ayuno de 40 días de Jesús en los cuales, según la tradición cristiana, este fue tentado por su adversario.

El hinduismo no queda atrás, ciertos registros muestran que algunos monjes budistas y de otras tradiciones de carácter hindú tiene como práctica común suprimir algunos alimentos de su ingesta diaria, lo que es cierto, es que de acuerdo a las tradiciones religiosas, estas prácticas brindan toda una serie de beneficios espirituales, la teología evangélica moderna explica como "acercarte a Dios" mediante la práctica del ayuno, si bien esto sea cierto o no, lo que si es cierto es que ayunar brinda una serie muy amplia de beneficios a la salud y éste será el enfoque que queremos dar en este momento.

Las formas de ayunar podrían ser muy variadas y de eso estaremos hablando en un solo apartado más adelante, sin embargo consideremos en este momento algunas de las maneras más conocidas de llevar a cabo dichas prácticas y enumeremos de maneras más o menos objetiva cuales son esos beneficios particulares que aporta el ayuno intermitente.

El ayuno intermitente consiste fundamentalmente en desarrollar el hábito de crear algunos intervalos de tiempo específico para la ingesta alimenticia, y dejar así un tiempo específico del día sin estos, por lo general se trataría entonces de un aproximado de 12 a 16 horas sin comer mientras que el próximo período de tiempo seria entonces el utilizado para consumir la cantidad de calorías que requerirías para mantener la salud en tu cuerpo.

Como ya hemos mencionado antes, los beneficios de los que hablamos no están necesariamente relacionado al aspecto de pérdida de peso, ya que dentro de los horarios permitidos podrías tener una ingesta calórica indebida, es decir, dentro de los beneficios hay ciertos aspectos que juntándolo con una alimentación muy balanceada, sería mucho más eficaz para el cuerpo poder quemar esas calorías que tienes demás y perder peso, pero es que va mas allá cuando hablamos de beneficios.

Beneficios del ayuno intermitente

En primer lugar me gustaría despejar una duda porque

estoy convencido que un alto porcentaje de quienes se encuentran en búsqueda de información y se encuentran con el ayuno intermitente, son fundamentalmente aquellos que se encuentran en la búsqueda de un mecanismo que resulte efectivo para lograr de manera oportuna la quema de calorías y por ende la pérdida de peso.

Pudiera parecer que estamos completamente cerrados a esa posibilidad, aplicando el principio del ayuno intermitente y en realidad no, de hecho todo lo contrario, si es una muy buena manera de lograrlo, solo que tenemos que hacer un ajuste real dado el propósito que esta planteado en el deseo de perder peso.

El perder peso o grasa en el cuerpo siempre va a estar relacionado con la ingesta y quema de calorías, por ello las dieta hipocalóricas son altamente efectivas en este sentido, sin embargo dentro del patrón de ayuno intermitente por si solo estaría fuera de la realidad que esto suceda si la ingesta de caloría que asumes durante las horas de comida se salen de control, evidentemente que la serie de aportes y beneficios extras de dicha modalidad de alimentación, podría ser altamente beneficiosos si en tu deseo de perder peso lo estas acompañando de un efectivo balanceo al considerar los alimentos que vas a consumir.

Por otro lado, estudios demuestran que el efecto positivo para la pérdida de peso aplicando el ayuno intermitente lo vas a encontrar de manera más efectiva acompañando esta modalidad alimenticia pero a su vez lo refuerzas con métodos de trabajo físico o dieta particular, se ha comprobado que quienes aplican las rutinas de fuerza acompañado de dicho ayuno, obtienen mejores resultados que aquellos que por sí solo practican el alzamiento de pesas.

Pero vamos a mencionar cuales podrían ser esos beneficios tan altamente positivos que ofrece el ayuno intermitente en sí mismo, y así más adelante analizaremos de forma detallada cual sería una estrategia correcta para quemar grasa aplicando el ayuno intermitente.

- *Optimización de la autofagia:* la autofagia consiste en una especie de mecanismo de nuestro cuerpo que de manera natural ayuda a la regeneración a nivel celular, esta regeneración en cuestión está relacionada con la disminución de probabilidades de contraer algunas enfermedades, además que,

de acuerdo a la opinión de los expertos,
ayuda a prolongar la esperanza de vida en el
ser humano.

La autofagia cuya raíz etimológica podría significar "comerse a uno mismo" se refiere a la capacidad de nuestro organismo celular en la que se degrada y recicla sus propios componentes, dicho proceso puede proveer a nuestro cuerpo del combustible necesario para crear las energías que se requieren para optimizar la renovación celular.

Se ha encontrado entonces que el ayuno intermitente es uno de los mecanismos más eficaces de optimizar este maravilloso proceso de manera de que forma objetiva entonces podemos asegurar que haciendo el uso del ayuno intermitente puedes estar acercándote a la posibilidad de aumentar la longevidad, y asegurarte la posibilidad de contrarrestar de manera efectiva el desarrollo de alguna enfermedades como el mal de alzhéimer o incluso la demencia.

- *Ayuda a regular los mecanismos naturales de hambre y saciedad:* aunque ciertamente los primeros días de práctica de dicha disciplina podría ser un poco duro en sentido de sentir mucha hambre, sin embargo, una vez creada la rutina estará regulado completamente todo este sistema haciendo más fácil el proceso de aplicación de dicha dieta.

- *Favorece el efecto antiaging:* se entiende por efecto antiaging ese efecto que pueden producir ciertos medicamento o suplementos, alimentos o disciplinas que ayudan a retrasar los efectos naturales de los años en el ser humano, dicho de otra manera ayudan a retrasar de alguna forma el envejecimiento de las células.

- *Te genera sensación de libertad:* una de las mayores complicaciones que podría tener el tema de algunas dietas o disciplinas alimenticias, podría ser sin duda el tema de las rutinas con los horarios de alimentación, este sería entonces una gran beneficio del ayuno intermitente, que te libraría de alguna forma de dicha dependencia, saltarse una comida no tendría ningún problema ya que todo está cubierto por el horario en cual está permitido la ingesta de alimento en el ayuno.

- *No cuesta nada:* no debes pagar por ningún suplemento, no debes pagar por alimentos especiales no debes pagar absolutamente por

nada, es completamente gratis, quizás
podrías tener como única inversión este
método alimenticio, la asesoría médica para
que puedes recibir la efectiva orientación de
cómo llevar a cabo tu propósito sin
problema alguno.

El ayuno intermitente y el metabolismo

A pesar de esta serie de beneficios que pueda otorgar
el ayuno intermitente, existe una relación especial
que requiere nuestra profunda atención, y es especialmente los efectos que podría tener la práctica del
ayuno intermitente sobre el funcionamiento eficaz
del metabolismo humano.

Podrían ser muchas las creencias que han surgido
alrededor de este tema, y aunque estas ideas pueden
bien haber calado en la mente de muchas personas,
veamos a continuación que es lo que dice la ciencia
al respecto.

Una de las creencias respecto a este tema no
carece de lógica, sin embargo, hay que ser muy
objetivos a la hora de hacer ciertas conclusiones,
por ejemplo, se dice que al ayunar nuestro
cuerpo entra en alerta ya que asume que estamos
en peligro por escases de alimento, de manera

que nuestro inteligente mecanismo cerebral como mecanismo de defensa ordena a nuestro metabolismo retrasarse para poder utilizar nuestros excesos de grasa como reserva ante la posibilidad de estar atravesando alguna crisis alimenticia.

Esto tiene sentido, sin embargo no implica de ninguna manera que sea totalmente cierto, se ha comprobado de hecho que esto en realidad sucede, pero cuando se trata de periodos muy grande de ayuno, sin embargo en la estructura de ayuno intermitente no es el caso, incluso algunos estudios aseguran que es totalmente al contrario, en algunos estudios que se han llevado a cabo se ha podido observar que el ayuno intermitente incrementa los niveles de norepinefrina, esto es una catecolamina que realiza variadas funciones fisiológicas, traduciéndose todo esto en un aumento eficaz del metabolismo, le verdad es que un descenso del metabolismo se daría solo a partir de tres días de ayuno continuo.

Además de esto que acabamos de describir, existen otra serie de mitos que se han forjado alrededor del tema de la dieta intermitente, sigamos en el mismo orden de ideas y veamos que dicen los mitos populares, y que es lo que dice la ciencia en relación a dichos mitos que mencionaremos a continuación.

Mitos sobre la dieta intermitente

En la cabeza de los mitos más populares, dado que la estructura de la dieta intermitente es muy aplicada por aquellos que lleva a cabo rutinas de ejercicios, bien sea de fuerza o cardiovasculares, es la idea ya planteada respecto a la relación del ayuno intermitente y la posible ralentización del metabolismo, sin embargo esta duda ha quedado despejada ya, veamos ahora cuales otros mitos surgen en tono a este tema:

- *El ayuno intermitente reduce nuestro rendimiento en los deportes:* de hecho es este uno de los más grandes temores de los practicantes de cualquier disciplina, y es esta la razón por la cual casi siempre se desestima la implementación del ayuno intermitente entre los practicantes de variadas disciplinas deportivas.

Sin embargo hay que aclarar que el efecto de dicho ayuno en el rendimiento deportico en realidad está sustentado sobre todo en el método o la forma como este aplicado el ayuno, además de evaluar también que tipo de entrenamiento está llevando a cabo y la condición física de quien este practicado el ayuno intermitente.

Sin embargo no se puede por sí solo asegurar que restringir la ingesta de alimentos durante cortos periodos pueda de alguna forma afectar el rendimiento deportivo.

De hecho hacer deportes en ayuno, verdaderamente podría resultar almamente positivo y efectivo para los fines deseados, y como ya se dijo dependiendo de la disciplina incluso si los niveles de las reservas de glucógenos puedan encontrarse bajo, la razón es que nuestros músculos aun en estas condiciones cuentan con suficiente energía para llevar a cabo los ejercicios físicos.

Es desde luego evidente que al tratarse de largos periodos de restricción en consumir alimentos, no sería re comentable realizar jornadas de ejercicios sin embargo y dado el hecho que las mayoría de modalidades en las que se lleva a cabo el ayuno intermitente en realidad se trata de períodos cortos de ayuno, así que de eta manera queda entonces desestimada esta idea que podemos seguramente calificar de erróneas.

- *El ayuno ocasiona que los niveles de azúcar desciendan:* aquí encontramos otra gran preocupación que ha girado en torno al tema del ayuno intermitente, antes debemos estar consciente que nuestro organismo mantiene de forma incluso inconsciente la información, que necesita tener los niveles adecuados de glucosa, por esta razón nuestro mismo diseño natural posee los mecanismos necesarios para efectivamente mantener niveles óptimos sin que sea de hecho necesariamente regulado por la ingesta de alimentos.

Esto solo podría variar en los casos que resulte haber alguna patología o condición física especial que promueva dicha caída de los niveles de glucosa, pero en caso contrario aun en las condiciones más extremas el cuerpo se encarga de manera natural de regular esta.

Es sencillo de ver, nuestro cuerpo está efectivamente preparado para soportar jornadas incluso hasta de tres días sin ingerir alimentos, y esto no implica que suceda lo antes mencionado, si revisamos la historia, vemos que nuestros ante pasados, los primeros humanos sobre la tierra pasaban largas y largas jornadas sin ingerir alimento y esto para nada tenía una seria implicación en el organismo metabólico, de haber sido así en lugar de evolucionar seguro estoy que habríamos involucionado.

De manera que queda completamente claro que no es necesario mantener una constante ingesta de alimento para mantener óptimos niveles de azúcar e la sangre.

- *El desayuno es la comida más importante del día:* entre todas las ideas que han surgido como excusa para enfrentar de algún modo u otro el ayuno intermitente, esta también ha sido muy sonada, pues dado por lo general el ayuno daría como pie (en algunas de sus modalidades) el inicio de la ingesta de comida pasada las once de la mañana, aquella historia que enseña que el desayuno es el alimento que ayuda a regular los niveles de ansiedad en el organismo, por lo tanto aquél que no desayuna podría tener la tendencia de ingerir mayores niveles de calorías que quienes no lo hacían, veamos qué tan cierto resulta ser esto.

Algunos estudios analizados y más específicamente

me refiero al caso de más de 28 años de ensayos que se llevaron a cabo respecto a la incidencia que podría tener el desayuno en las personas que lo llevan a cabo con normalidad y lo que sucedería entonces en aquellos que no, los resultados no dejan de ser datos muy curiosos, se encuentra que el peso de aquellos que no desayunaban tenían casi medio kilo menos que aquellos que si desayunaban, es decir un aproximado de 260 calorías por debajo de lo estipulado en aquellos que si desayunaban.

Esto demostró claramente que la incidencia que pueda tener en las personas que desayunan temprano en las mañanas, no ejerce realmente ningún significado en el control de la ansiedad, por ello no implica que en el resto del día consumirá de manera desmedida mayor ingesta calórica, de hecho esa comida se cuantifica como un numero de calorías extra que se suma a tu conteo calórico y por ende en la acumulación de grasa en el organismo.

Algunas precauciones necesarias

Si bien es cierto que existen grandes beneficios en la aplicación de esta modalidad de ayuno, hay que ser realistas y muy equilibrados a la hora de practicarlo a la misma manera como habría que tener precaución en cualquier cosa que vayamos a implementar en nuestras vidas, los excesos en primer lugar podrían ser perjudiciales en todos los ámbitos, lo recomendable siempre será desde luego, acudir a tu médico o nutriólogo que pueda brindarte las nociones necesarias para que tu deseo de asumir una nueva modalidad en tu proceso alimenticio, puedas hacerlo con el mayor cuidado posible y garantías seguras que todo ira bien.

Ayuno intermitente y dieta hipocalórica

No se tratan de lo mismo, sin embargo dado los resultados que muchos han obtenido y tras algunas investigaciones reciente se ha resuelto que el ayuno intermitente y un conteo calórico (dieta hipocalórica) podrían ayudar a obtener mayor eficacia en los intentos de muchas personas en perder peso.

Ya hemos dicho que el ayuno intermitente por sí solo no sería tan efectivo como en el caso que se aplica junto a otras estrategias, y sin duda, esta es una de las más recomendadas, la dieta hipocalórica no es más que un conteo efectivo de calorías ingeridas durante una ingesta diaria y compararlo con la cantidad de calorías que quemamos, sin embargo para llegar a un entendimiento claro de cuantas calorías debemos quemar diariamente y cuantas consumir, debemos tener en cuenta también cual es el consumo basal de nuestro metabolismo, es decir la cantidad de calorías que el cuerpo quema diariamente por si solo sin mayor esfuerzo, solo con el hecho de nuestro cuerpo mantenerse en función.

Sin embargo, de acuerdo a un estudio realizado por el departamento de nutrición de la universidad de Illinois en pacientes obesos durante más de un año, logró determinar que la incidencia del ayuno intermitente sobre los pacientes, y de igual manera de la dieta hipocalórica arrojó por ejemplo que aquellos pacientes que fueron expuestos al ayuno intermitente tenían mayor tendencia a abandonar el régimen en los primeros seis meses que lo que practicaron la dieta hipocalórica, sin embargo los resultados en ambos grupos no fueron de diferencias significativas.

2

¿CÓMO FUNCIONA EL AYUNO INTERMITENTE?

*Y*a hemos hablado bastante sobre el ayuno intermitente y hemos visto de manera detallada algunas de las verdades relacionadas con este tema, sin embargo, se hace preciso que veamos y profundicemos en cuál es la verdadera incidencia que tiene la práctica de este ayuno en el ser humano, y como debe llevarse a cabo dicha práctica.

Muchas son las voces que se escuchan, unas a favor otras en contra, sin embargo se hace preciso considerar hacer algunas comparaciones o evaluaciones de algunas de las premisas que giran en torno al tema, y a través de ellas poder elaborar una conclusión que sea objetiva, tratando de dejar por fuera cualquier vestigio de prejuicio.

Larga vida gracias al ayuno intermitente

Entre los beneficios ya mencionados aportados por el ayuno intermitente pudimos haber dicho ya justamente esto, y es que según la opinión de muchos expertos el ayuno intermitente podría en efecto mejorar el estado de salud del practicante, pero aún más allá, hay una opinión de un grupo de científicos que resulta ser muy importante y es justamente la idea que acabamos de mencionar.

De acuerdo a numerosos estudios, el ayuno intermitente al igual que la dieta cetogenica, tienen la capacidad de alargar la vida incluso existen evidencia verdaderamente solidas respecto al tema del ayuno, al punto que está siendo objeto de consideración real en silicon valley.

De hecho, de acuerdo a muchas publicaciones recientes se supo que tras investigaciones realizadas en la universidad de Harvard al tema en cuestión, se ha logrado determinar cuál sería la manera en la que efectivamente este mecanismo podría ser una forma clara de alargar la longevidad en el ser humano.

La investigación en cuestión que estuvo a cargo de William Mair cuyo estudio arroja que el ayuno intermitente puede en términos generales mejorar la salud, pero más aun retrasar el proceso de envejecimiento en el individuo, por lo cual se aumentaría la esperanza de vida, ¿y esto cómo sucede? De acuerdo a la explicación del científico, todo se debe fundamentalmente a una especie de variación en la actividad de las mitocondrias, estos serían una especie de orgánulos citoplasmáticos encargados de aportar energía a través de la producción de la misma, mediante el consumo de oxígeno y además la producción de dióxido de carbono.

de acuerdo a la explicación arrojada por el estudio en cuestión, indica como una modificación o dicho de otra forma, la alteración de estas ya mencionadas redes mitocondriales tendrían la cualidad de afectar lo relacionado al proceso de envejecimiento, y con ello claro está, la esperanza de vida del individuo, igualmente se ha podido determinar la incidencia que el ayuno intermitente puede tener sobre estas redes mitocondriales, de manera que pueda mantener el organismo humano más joven que aquellos que no practican dicho ayuno.

Mejoras de la salud

Ya hemos mencionado y creo que de forma muy clara como dos procesos que aporta beneficios al cuerpo, el proceso del ayuno intermitente, el primero descubierto por estudios realizados por el ganador de nobel Yoshinori Ohsumi del proceso conocido como la autofagia.

Por otro lado el tema de investigación que acabamos de mencionar por parte del investigador Willian Mair acerca del envejecimiento es, sin más detalles una evidencia de lo que acá estamos mencionando, sin embargo veamos algunos otros beneficios al tema de la salud que podría otorgar a nuestro cuerpo el ayuno intermitente.

Recientemente se hizo una investigación en las que se sometieron a prueba a varias personas, que se encontraban con síntomas claros de diabetes, estos fueron expuestos a regímenes de dieta intermitente, la idea fundamental era verificar si existía otro beneficio que el comúnmente buscado en este tipo de regímenes que es la perdida de peso, por ello estas personas objetos de estos estudios fueron analizados sin reducir la ingesta calórica.

Es decir, toda la estructura de la investigación estaba basado solo en la restricción de alimento en los horarios establecidos, pero en las horas que sí eran permitidas la ingestas de calorías en forma normal, podían ingerir todo aquello que quisieran, el experimento tuvo una duración de cinco semanas y al final del mismo se arrojó como resultado que todos los participantes aunque, como en efecto se habría propuesto no bajaron de peso, con la simple aplicación del ayuno tuvieron una mejoría significativa en la presión sanguínea y además se les encontró una mejor sensibilidad hacia la insulina que poseían.

Un detalle que resulta muy importante de tomar en cuenta es el hecho de que fueron aquellos que en peores condiciones de salud se encontraban lo que sufrieron las más significativas mejorías luego de realizado el ayuno.

- *Mejoras en el perfil lipídico:* dicho de otra manera, gracias a la correcta aplicación del ayuno intermitente los niveles de colesterol y triglicéridos en nuestra sangre, sufren una disminución considerable, lo que indudablemente se traducen en mejores condiciones de vida
- *Poseen efectos positivos sobre la plasticidad neuronal del individuo:* estudios han confirmado que tras la práctica continua del ayuno intermitente, se encontró que se desarrolló de manera exponencial en el individuo la capacidad natural del sistema nervioso de hacer los ajustes necesarios a su

capacidad estructural y su funcionamiento, la regeneración de neuronas de manera anatómica al igual que su funcionalidad.

- *Mejoras en la retención de masa magra:* de igual manera para aquellos con regímenes aplicados para la pérdida de peso, se demostró que aquellos que acompañan su rutina de quema de grasa corporal, con la rutina de ayuno se encontró menor pérdida de masa muscular magra.

Entre otra series de beneficios que de acuerdo a varios estudios se han encontrado, podemos de igual forma mencionar la facultad de esta rutina de evitar por ejemplo el desarrollo de células cancerígenas, además de esto se le agrega también la cualidad de reducir los denominados indicadores de inflamación, entre otras cosas también suele aumentar nuestra capacidad de tener un mejor control ante el proceso de ansiedad, dicho de otra manera regula la ansiedad.

Evita los siguientes errores al realizar el ayuno intermitente

Cada paso o decisión de la vida requiere tener en cuenta los factores positivos y negativos para llevarlos a cabo con éxito, por ello antes de iniciar o incursionar en el mundo del ayuno intermitente debes tener en cuenta una serie de observaciones, a fin de que no se convierta en una pérdida de tiempo para ti, veamos:

- *No estar preparado:* en primer lugar debemos recordar que no se trata de ninguna fórmula mágica, sino de un procedimiento que requiere de preparación, y va a exigir mucho de ti, ayunar por más que pueda parecer fácil y es que sin duda al leer sobre el tema pareciera no ser algo del otro mundo, todo esto hasta que te encuentras cara a cara con la verdad.

No se trata solo de un asunto que pueda estar sujeto solo a la mente, va incluso en relación a la adaptación del cuerpo a dicho proceso, por ello lo recomendable seria que inicies alargando los tiempos sin ingerir alimentos de manera progresiva y no de un solo salto, ya que hacerlo sin titubear podría resultar fácil mientras comienzas por asuntos de motivación, pero luego al encontrar los efectos en tu mente y cuerpo podrías desmotivarte y llegaría a resultar que no dures sino solo un par de días o con mucha fe, semanas.

- *Hacer esfuerzos muy grandes al comenzar:* este es un error muy frecuente, esto sucede generalmente por los altos niveles de motivación que suelen surgir cuando decidimos iniciar un método cualquiera para fines establecidos, de manera que en medio del proceso de emoción podríamos incurrir en el error de exigirnos demasiado, y al igual que en el caso anterior podría esto generar niveles de frustración en los comienzos que podría tener sin duda alguna incidencia en el posterior abandono de la disciplina en cuestión.

Por ello al igual que en el caso anterior la recomendación es iniciar de manera progresiva, desde la menor expresión del ayuno hasta que finalmente puedas realizarlo de manera satisfactoria en tiempos más prolongados.

- *Estar muy afanado con el tema:* el tema del hambre, de soportar las horas sin comer al igual que en el caso de la regulación de la ingesta calórica, será siempre más difícil de afrontarlo si mantenemos una mente muy concentrado en eso, por ello es vital que entendamos que además de la preparación física se hace sumamente importante la preparación psicológica.

Pensar demasiado en el tema tendrá como efecto una especie de tortura, que hará demasiado largo el tiempo entre un punto del horario permitido para comer al otro, debes dejar de darle tanta importancia al asunto y asumirlo con la mayor normalidad posible.

Podría incluso resultar de mayor beneficio cometer un error debido a un posible descuido que cargar la tortura durante todo el día por el hecho de que puedes o no comer durante el tiempo del día en el que estés aplicando dicho ayuno.

- *Iniciar sin planificación:* recuerda que el ayuno intermitente no se trata por si solo de alguna manera de una diete per se, sino que esta podría mas bien considerarse una forma práctica de potencializar otras estrategias para el objetivo de la pérdida de peso, además de esto considera lo siguiente,

existen variadas formas de aplicar el ayuno
intermitente de manera que iniciar este
proceso de ayuno sin una previa
organización podría ser un grave error, de
hecho una de las maneras de evitar los
efectos descritos en el punto anterior es esta.

Lleva un estricto control de cuál será la modalidad
de ayuno intermitente que vas a realizar, además,
luego debes ya establecer cuáles son los horarios que
llevaras a cabo la supresión de la ingesta de
alimentos y en que horario sí los consumirás.

Pero más allá, debes también tener una clara elabo-
ración del plan alimenticio que vas llevar a cabo,
debes tener una identificación de cuál será la ingesta
de alimento que harás pasado las horas del ayuno, el
modelo de alimenticio es completamente determinante, podría suceder que debido a las horas sin
comer surja una tendencia por comer de manera
impulsiva que bien, en lugar de convertirse en beneficio podrías convertirse más bien en algún desven-
taja para tu salud.

- *Tener falsas expectativas:* enfrentarse a un
  régimen de ayuno intermitente debe hacerse
  con una conciencia clara, uno de los más

grandes errores suele surgir básicamente cuando no hay una perspectiva clara de qué es lo que se quiere en relación con qué es lo que realmente se puede lograr con este régimen, de manera que hacerse una falsa expectativa podría ser un grave error, ya que esto sin duda seria uno de los más grandes desmotivadores no solo para esta área sino para cualquier disciplina.

Recuerda siempre como ya hemos dicho que el ayuno intermitente por si solo otorga ciertos beneficios, pero que en realidad este funge más como una especie de potenciador, pero que de ninguna manera queremos decir que esta sea la panacea, cuentas claras serán de mejor ayuda que falsas expectativas.

- *Descontrol en la alimentación:* ya lo hemos mencionado de forma muy parcial en puntos anteriores, pero resaltamos que el descontrol en los términos de alimentación suele ser uno de los más significativos errores, en alguno casos comer mucho es una razón, todo dependiendo de cuales sean tus objetivos, comer sin restricción calórica es una posibilidad que no perjudicaría a quienes solo quieren disfrutar de un gran aporte de beneficios que genera esta modalidad de alimentación, como los que ya hemos mencionado en capítulos anteriores.

Pero caer en la exageración repetimos, podría ser contraproducente, por otro lado, la excesiva limitación de ingerir alimentos podría ser otro grave error, lo recomendable en todo momento sin duda, será ejercer un equilibrio en lo que se está realizando, pero para contar con una mayor orientación y por ende una mejor planificación, acude con un nutriólogo para que recibas una completa orientación de un experto en el tema.

3

MÉTODOS DEL AYUNO
INTERMITENTE

*T*al como lo hemos venido mencionando a lo largo de anteriores capítulos, el ayuno intermitente posee varias modalidades de aplicación, podrían variar de acuerdo al propósito, estilo de vida, rutina de ejercicios y otros elementos puntuales, algunos podrían resultar más factibles para unos, mientras que otros modelos resultarían más atractivos para otros, insisto, siempre será acorde a la realidad de vida de cada persona en particular.

Ayuno en días alternos

Esta modalidad del ayuno intermitente es una quizás de las más temida por algunos, básicamente la idea de pasar días enteros sin comer podría suponer un terror para muchos, sin embargo creer que el cuerpo humano no tenga la capacidad de superar algunas horas o días continuos sin ingerir alimentos podría suponer una manera bastante evidente de subestimar al ser humano, es que imaginar que pudimos evolucionar y sobrevivir durante millones de años con una fragilidad tal, resulta una verdadera ilusión.

Esta modalidad tiene básicamente dos forma de realizarse, la primera seria comer sin ningún tipo de restricción durante un día, dicho de otra manera, comer lo que quieres, aquello que siempre comes, y al día siguiente comer en cantidades muy reducidas.

Llamémoslo el día "si puedo" y el día "no puedo", en el día si puedo, comerás lo normal, aquello que es tu rutina natural, sin embargo se debe tener mucho cuidado con las "libertades" que se otorgan en estas modalidades, no significa que saldrás como un caballo desbocado a acabar con las reservas de alimento mundial, debes ser muy equilibrado; por su parte en el día "no puedo" solo se realiza un conteo calórico en el cual incluirás en la rutina alimenticia menos de 400 calorías en el caso de las mujeres, y menos de 500 calorías en el caso de los hombres.

Esta es la regla general de esta modalidad, sin

embargo existe otro método o forma de llevarse a cabo, que es muy similar y consiste en comer como ya indicamos el día "si puedo" de manera normal sin ningún tipo de restricción, mientras que el día "no puedo" solo podrás ingerir agua, té y café.

De acuerdo a estudios realizados desde hace muchos años y en concordancia con los resultados publicados por algunos importantes nutricionistas y sus conclusiones, esta modalidad de ayuno arrojó que tiene la capacidad no solo de mejorar tus días de vida sino que puede alargarlos, es un mecanismo excepcional de desintoxicar todo el sistema digestivo, y además de ello brinda excelentes beneficios como la regulación efectiva de la presión arterial, y una baja significativa en los niveles de glucosa en la sangre.

La dieta 5/2

Se utiliza esta identificación para mencionar el patrón de alimentación y restricción, es decir esta forma de ayuno consiste en comer de manera normal durante cinco días, y luego realizas dos días de restricción, aunque podrían variar algunos elementos, el principio siempre será el mismo.

Algunos lo practican realizando durante los dos días de ayunos de forma parcial, es decir, cinco días de ingesta de alimentos y dos días de ayunos parcial, es decir que se permite una ingesta de calorías en números de menos de 400 en el caso de las mujeres, y en el caso de los hombres menos de 500 calorías durante estos días de ayuno.

Mientras que en el otro de los casos se lleva a cabo de igual manera los cinco días de alimentación, pero en los dos días de dieta solo se estaría permitido el consumo de café, té y agua.

Es importante destacar que existen ciertas reglas que se deben tener en cuenta a la hora de realizar esta dieta aplicable para los cinco días de alimentación, una de las consideraciones principales que debe tener en cuenta es que durante los cinco días de ingesta debe asegurarse en el caso de las mujeres de no sobrepasar las 2000 calorías mientras que los hombre no deben estar por encima de las 2200.

Otro detalle muy importante es en relación a los días de ayuno, debe asegurarse que no sean días conti-nuos, es decir puede escoger días alternos a la semana, podría decidir que el lunes y el jueves los utilizara para reducir la ingesta de alimento a unas 400 o 500 calorías mientras que el martes, miércoles, viernes, sábado y domingo mantenga su régimen alimenticio normal, otro dato importante vendría a ser que tenga el completo cuidado que en el caso del consumo calórico asumido bajen las calorías pero no los nutrientes.

De acuerdo a opiniones como el de la terapeuta Kerry Torrens las personas que llevan a cabo esta modalidad de ayuno, pueden perder incluso hasta medio kilogramo por semana y lo más interesante es que dado a que no se trata en realidad de una dieta sino una modalidad de vida, no debe temer por el tan odiado efecto rebote.

El ayuno 16/8

De acuerdo a la opinión de muchos nutricionista y de aquellos que podrían haberse aventurado por probar las diferentes modalidades del ayuno inter-mitente, la modalidad favorita de todos es cierta-mente esta, el método de ayuno 16/8 también se puede conocer con el nombre de "protocolo Lean Gains".

Esta rutina guarda similitud con las anteriores en el hecho que se trata de restricción de algunas hora de la ingesta calórica, a diferencia de las otras esta suele ser más fácil de sobrellevar pese a que se realice de manera diaria, estamos hablando de un régimen que te permite comer en una ventana de tiempo de ocho horas mientras que el resto de las horas lo evitas.

Por lo general dentro de las 16 horas que se realizara el ayuno se incluyen las horas de sueño, de esta manera se hace más llevadero y menos traumáticos para aquellos que les resulte un castigo pasar horas sin comer, esto solo mientras va generando la tranquilidad tras la adaptación oportuna al nuevo método de alimentación.

Sin embargo durante el periodo de ayuno no significa que no puedas consumir absolutamente nada, de hecho podrías consumir según recomiendan los expertos, bebidas siempre y cuando no contenga ningún nivel calórico como las gaseosas de dietas, café con edulcorante cero calorías, o té.

De igual manera debes prestar especial cuidado a la cantidad de ingesta calórica que lleves a cabo durante las horas en las cual te es permitido el consumo de alimentos, procura guardar el mismo régimen descrito en las modalidades anteriores de 2000 calorías en el caso de las mujeres y 2200 en el caso de los hombres.

En cuanto a los beneficios se sabe que el ayuno 16/8

tiene alta incidencia en el tema de la longevidad, mientras que ayuda a mejorar ante situaciones como el asma, también es altamente recomendado para controlar problemas como la obesidad, la artritis reumatoide a entre otros.

Existen algunas otras modificaciones de estos ayunos como tal, pero más que ser un régimen en sí mismo son utilizados o bien por motivos especiales o por razones de adaptación, por ejemplo el ayuno 12/12, en este caso es aplicado con la finalidad de ir realizando una adaptación progresiva del cuerpo hasta poder sin problema alguno iniciar el ayuno 16/8 de manera más satisfactorio, de hecho podría iniciarlo con el patrón 12/12 durante una o dos semanas, luego lo amplia un poco hasta pasarlo al 10/14 y llevarlo de esa manera hasta que finalmente pueda adentrarse de manera satisfactoria al ayuno 16/8.

Por otro lado se conocen algunos métodos bastante extremos como el caso del ayuno 20/4 pero estos solo son aplicado en algunos casos extremos como aquel donde algunos fisiculturistas previo a las competencias suelen llevar a cabo dicha modalidad como medio de preparación o acondicionamiento físico.

El Ramadán

Existen además algunas modalidades de ayunos intermitentes, en algunos casos por temas de creencias y conceptualización religiosa, sin embargo que dado los beneficios que estos aportan han incluso sido tomado como modelos para llevar a cabo por personas no creyentes.

Tal es el caso del Ramadán, se trata de una celebración fundamentalmente llevada a cabo la religión Islámica, y se realiza todos los años desde hace miles de años, llevándose a cabo en el mes noveno del calendario musulmán.

En el ayuno llevado a cabo por los musulmanes el régimen lleva el siguiente patrón, se comienza la ingesta de alimento a las 9:20 de la noche, mientras que esta brecha cierra a las 4:30 de la mañana, algunos expertos se han dedicado a realizar análisis de sangre a personas que se encuentran realizando dicho ayuno, y esto ha arrojado información altamente positiva.

A un estudio llevado a cabo a 14 personas saludables que realizarían dicho ayuno, se les tomó muestra de sangre antes de iniciar y después de culminar con la disciplina, los resultados fueron más que interesantes, estos arrojaron por ejemplo una muestra de niveles muy altos de tropomiosina 1, 3 y 4 se trata de una proteína que cumple el fantástico papel de mantener las células sanas y realiza de hecho reparaciones importantes a nivel celular que serían las que generan la respuesta del organismo a la insulina.

4

ASPECTOS IMPORTANTES RELACIONADOS CON EL AYUNO INTERMITENTE

*A*la hora de asumir esta estrategia de alimentación debemos guardar en nuestra mente varios aspectos importante sobre el ayuno intermitente, ya esto lo habíamos dicho antes, el ayuno intermitente es un potenciador de otras estrategias o modalidades relacionados fundamentalmente con la mejora de nuestro cuerpo y nuestra salud, por ello la relación que surgen entre el ayuno intermitente y otras disciplinas debes ir siempre de la mano.

No tendría sentido hacer la modalidad más estricta del ayuno en cuestión si en realdad a la hora de realizar tu ingesta calórica te vas a los extremos y consumes altos niveles de calorías y componentes cargados de grasas saturadas, aunque existen modalidades de las que ya estaré hablando como la dieta cetogenica que hace una aplicación interesante a este asunto.

Una de las maneras más efectiva debe ser entonces sin duda alguna, llevar de la mano el nuevo régimen alimenticio con otras formas maravillosas de aportar beneficios para tu cuerpo.

Ayuno intermitente y los ejercicios

Innumerables registros han arrojado tras estudios realizados que aquellas personas que por sí solo realizan ejercicios no tienen la mayor efectividad en comparación con aquellos que practica una forma cualquiera del ayuno intermitente, de hecho, es tan cierto esto que hoy por hoy son muchas las disciplinas profesionales deportivas que han puesto especial atención a la práctica del ayuno intermitente como disciplina de vida, para así obtener mejores resultados en su carrera deportiva.

De hecho ya hemos mencionado que es una completa normalidad en la actualidad que aquellos practicantes por ejemplo del fisiculturismo lleven a cabo largas jornadas de ayuno previo a sus competencias con el objetivo de obtener resultados muy favorables al momento de llevar a cabo dicha competencia.

El ayuno intermitente y la salud

Además, también hemos visto que la relación ayuno-salud es uno de los puntos casi inseparable de este tema, en cualquiera de las modalidades de ayuno intermitente se ha comprobad que los saltos cuantitativos en temas de salud son considerables, por lo tanto si deseas iniciar un cambio de vida bien sea para prevenir, o si en efecto deseas mejorar tu condición de salud, en primer lugar debes dirigirte a un nutricionista de confianza y solicitar la asesoría respecto a la modalidad que puedas poner en practica acorde con tu estado de salud.

Debes sobre todo consultar a tu medico si el ayuno intermitente está enfocado en niños, mujeres embarazadas o personas con algún problema de salud que sea de consideración, así podremos despejar cualquier duda y estar seguros que todo lo que se vaya a hacer sea de total provecho

Ayuno intermitente y las relaciones interpersonales

Hay que ser muy equilibrados en este sentido, caer en dogmatismos podría ser poco saludable, recuerda que las relaciones sociales son también un aspecto importante para la salud, de manera que, imagina un caso hipotético en el que llegan las horas de celebración y es momento de juntarte con familiares o amigos, de manera que estos te sirvan buenas porciones de alimentos, no debes ser nunca una persona que llegue al punto de aislarse, mantén relaciones saludables.

Sin embargo, si eres de las personas estrictas con tu régimen, ser franco sobre tu situación actual es completamente valido, lo importante siempre será mantener una comunicación saludable en el aspecto social, y tratar que tu nuevo estilo de vida no se convierta en una piedra de tropiezo para llevar relaciones sana.

5

AYUNO INTERMITENTE Y OTRAS OPCIONES

*E*n la actualidad la preocupación por los temas relacionados con la salud son un común denominador en un alto número de individuos, dada esta circunstancias el número de métodos y propuestas para adelgazar o mejorar las condiciones de salud, se ha multiplicado de manera impresionante, veamos algunas de estas expresiones y de igual forma observemos que tipo de relación podrían guardar con el régimen de ayuno intermitente

La dieta paleo y el ayuno intermitente

Al analizar estas dos propuestas encontramos que en su origen podrían guardar como similitud el hecho que el origen de ambas está propuestas en la idea del hombre primitivo, tal y como ya vimos la idea del ayuno intermitente está basado en la idea que el hombre de la era de las cavernas podría pasar largas horas sin comer y esto no representaba a ciencia cierta ningún riesgo para la salud humana.

Mientras tanto la idea que surge en la aplicación de la dieta paleo surge del mismo principio, es decir, una dieta que considere los alimentos que se encontraban disponibles para el hombre de dicha era, es decir, carnes, pescados y mariscos, frutas y verduras, una alimentación saludable de acuerdo a esta propuesta excluye entonces el uso de los lácteo y las harinas procesadas.

Quienes apoyan dicha estructura alimenticia aseguran que los beneficios de la aplicación de este método alimenticio, pueden ser muchas como por ejemplo, lograr que los niveles de glucosa en la sangre resulten más adecuados, alegan una mejor salud en la piel al igual que la salud dental, de igual manera aseguran que también es una buena manera de quemar las grasa acumuladas y por ende también sería útil para la pérdida de peso.

Algunos expertos en la materia incluso aseguran que tras la aplicación de la "paleodieta", algunos pacientes han logrado mejorar problemas de alergia, mientras que ayuda a tener un sueño más reconfortante, lo cual también resulta de vital importancia para la salud.

Dieta cetogenica y el ayuno intermitente

La dieta cetogenica está basada fundamentalmente en un cambio significativo en la composición de nuestra alimentación diaria, en la que se restringe el consumo de carbohidratos y se le presta una especial atención al consumo de proteína animal, inclusive se estas están cargados de grasa saturada, esto como objetivo tiene la intención de inducir un cambio de la fuente que nos provee energía al igual que propone una modificación metabólica.

Al igual que en el caso del ayuno intermitente, el objetivo de la dieta cetogenica seria producir un efecto en el cuerpo del individuo conocido como la cetosis, dicho efecto se consiguen como ya mencionamos en el ayuno y la otra manera es la aplicación de esta dieta como tal.

La reacción en el cuerpo humano está dado a que tras la ausencia de los carbohidratos como fuente naturalmente utilizada de combustible, agotará de esta manera las posibles reservas de glucógeno del cuerpo y pasara a usar como principal fuente de energía la quema de grasa que se encuentra alojada en el hígado.

Las formas normalmente aplicadas para llevar a cabo la dieta cetogenica consiste en hacer una combinación en la alimentación que estaría distribuida de la siguiente manera: un 60 % de la dieta estará compuesta por alimentos grasos, mientras que la parte de proteínas será de un 30 a 35% y por su parte los carbohidratos solo serán de un 5 a 10%

Existen otras modalidades de dietas que bajo un riguroso control y seguimiento por parte de un médico especialista en asuntos de nutrición podrían llevarse a cabo con total seguridad y así sacar provecho a cada una de estas modalidades, existe por ejemplo un ayuno muy mencionado últimamente como es el ayuno con agua, su metodología fundamental es la supresión de periodos determinados de alimentos y mantenerse solo con agua.

La característica principal de este modelo de ayuno podría tener como paralelismo con el método de ayuno intermitente, el hecho de posponer la ingesta de alimentos por periodos determinados y mantener el cuerpo solo con agua.

En todo caso sea cual sea el método que hayas decidido asumir como estilo de vida, debes recordar asuntos de relevante importancia, cuando estamos tratando asuntos de salud y que de hecho incluyan la alimentación, nada puede hacerse al azar ni dejarlo a la suerte de los consejos encontrados en la web.

En estos temas lo más importante es considerar la seriedad que implica asumir las diferentes rutinas, por ello siempre será lo más recomendable que encuentres la guía de un especialista y que a través de su ayuda y observación puedan determinar cuan beneficiosos puedan resultar para tu cuerpo y metabolismo la aplicación de ciertas disciplinas alimenticias.

En todo caso debes recordar que siempre la practica constante de una disciplina deportiva y una buena alimentación acompañado de alguno de los métodos explicados de ayuno intermitente siempre resultaran un provecho magnifico para tu salud, es momento de tomar acción y procurar les mejores resultados para asegurarte un mejor estilo de vida.

CONCLUSIÓN

Podríamos preguntarnos ¿finalmente es bueno o malo el ayuno intermitente? Ser concluyente en este momento resultaría posiblemente un acto de mera ilusión, hay mucho camino por recorrer y mucha tela que cortar, considero que ser concluyente siempre sería una muestra de estar por algún motivo parcializado a alguna de las dos creencias.

Todo consiste en ser objetivos, y es esta objetividad la que nos podrá garantizar la posibilidad de, a través de un conocimiento más adecuado sobre la materia, hacer una aplicamos profunda de la justica a la hora de aplicar dicha justicia de la que hablamos

Por el momento las evidencias con las que contamos a la mano nos demuestras que la práctica del ayuno intermitente son una buena posibilidad y una gran oportunidad para brindar salud a nuestro organismo, según vimos una pequeña observación a la evolución y desarrollo de esta disciplina como tal cabe para asegura que no tendría de ninguna manera por que al menos representar un peligro para nosotros el uso de esta disciplina de la alimentación.

Pero es que en efecto sería iluso creer que pudimos haber evolucionado como especie al punto que lo hemos hecho teniendo una concepción tan frágil del ser humano, no hay que ser tan inteligentes para saber que nuestros antepasados no contaban con medios de preservación de los alimentos, de manera que por regla general podemos deducir que la manera de alimentarse de nuestros ancestros cavernícolas era en grandes porciones en un período y luego otros períodos de restricción mientras se organizaban para la caserías de nuevas provisiones de alimentos.

En realidad los resultados modernos arrojan de una manera clara los beneficios que se desprenden de la aplicación de dicho método de alimentación, algunas conclusiones se han logrado gracias a la práctica y observación empírica por parte de particulares, sin embargo estudios y análisis han demostrado lo efectivo que esto resulta para el cuerpo humano.

Como repetimos una y otra vez, el método de ayuno intermitente no se trata de una fórmula mágica por medio de la que vas a obtener un resultado cualquiera de manera automática, sin embargo siempre será posible aplicando algunos principios de vida.

La disciplina es el factor principal para que todo aquello de lo que ya he mencionado pueda tener algún efecto positivo en la salud del individuo, intentar un día la dieta intermitente 16/8, mañana entonces la 5/2 y así te mantienes probando y cambiando sin disciplina, o peor aún, haciendo el ayuno una semana, ya la siguiente haces una dieta y pasado los tres días abandonas la dieta para entonces tomar una rutina de ejercicios, nada absolutamente va a dar ningún resultado de esta manera, debes crear un hábito debes logra concentrar tu mirada en el objetivo que intentas alcanzar, y no permitir que nada cambie eso, sino que lo intentes tanto como tu voluntad te lo permita hasta que logres hacerlo y lo domines como la palma de tu mano.

Por esta misma razón es que encontramos que aquellas tradiciones que mejores resultados encuentran por ejemplo en la aplicación del ayuno son aquellas que han repetido su práctica de manera continua y de forma disciplinada durante años.

Tal es el caso de disciplinas como el islam cuya práctica han llevado a cabo de manera ininterrumpida durante muchos años y muchos de sus seguidores llevan toda la vida practicándolo, y estudios realizados en muchos de ellos ha demostrado que dicha práctica arroja en casi todos los caso beneficios para la salud de quienes llevan a cabo esta disciplina.

Ya vimos cuales son las manera en que el ayuno intermitente funciona en la salud del ser humano, mucho de los postulados que contradicen esta noble disciplina que viene en auge, y que ha dejado demostrado su beneficio para la salud, están muy basados generalmente en asuntos de prejuicios más comerciales que reales.

Como ya mencionamos anteriormente, la lucha por tomar el control del mercado altamente prospero como ha resultado el "negocio" de la salud, y especialmente la obesidad encontramos tratados y más tratados desestimando métodos que se han comprobado funcional tal y como es el caso del ayuno intermitente.

Si bien sabemos que no es la panacea, y de ninguna

manera se desestimó la posibilidad de aplicación de algún otro método que pueda servir para mejorar la salud como para perder peso, antes hicimos un pequeño recorrido por ellas y vimos los beneficios que estos pueden ofrecer, o los posibles contra de acuerdo a verdaderos análisis de expertos y no de opiniones mal infundadas.

Reconocemos como un método altamente efectivo para mejorar la salud del individuo y recomendamos entonces ante cualquiera sea la disciplina que estés practicando, podría ser pesas, aeróbicos, podrían también tratarse de algún modelo de dietas como las ya mencionadas, saca tu mayor posibilidad de éxito usando una rutina efectiva de ayuno intermitente y disfruta de los resultados.

www.ingramcontent.com/pod-product-compliance
Lightning Source LLC
Chambersburg PA
CBHW031122020426

42333CB00012B/196